Annette Bopp
Dr. med. Christoph Tautz
Mein Kind – natürlich gesund
von Anfang an

Meinen beiden Kindern Isabella und Maximilian,
die mein Leben und meine Arbeit
täglich aufs Neue bereichern!

Annette Bopp

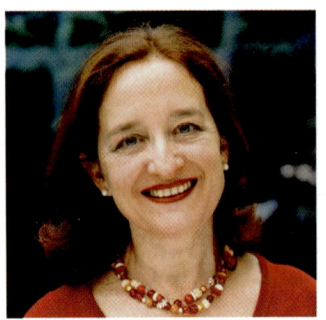

Annette Bopp ist Diplom-Biologin,
Medizin-Journalistin und mehrfach
ausgezeichnete Sachbuch-Autorin.
Sie lebt mit ihren beiden Kindern in
Hamburg (www.annettebopp.de).

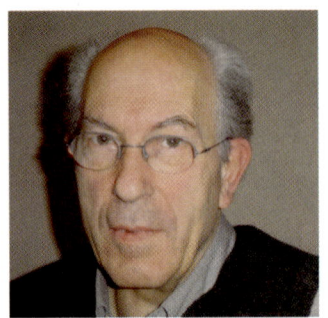

Dr. med. Christoph Tautz ist seit 1978 Leiter
der Kinderklinik Herdecke. Dort hat er seither
mit großer Begeisterung zusammen mit
seinen Mitarbeitern komplementäre und
ergänzende Therapiekonzepte für chronisch
kranke und tumor- und leukämiekranke
Kinder entwickelt.

Annette Bopp
Dr. med. Christoph Tautz

Mein Kind – natürlich gesund von Anfang an

Anthroposophische Medizin für eine unbeschwerte Kindheit

▌ Selbstheilungskräfte aktivieren

▌ Krankheiten heilen

▌ Die gesunde Entwicklung fördern

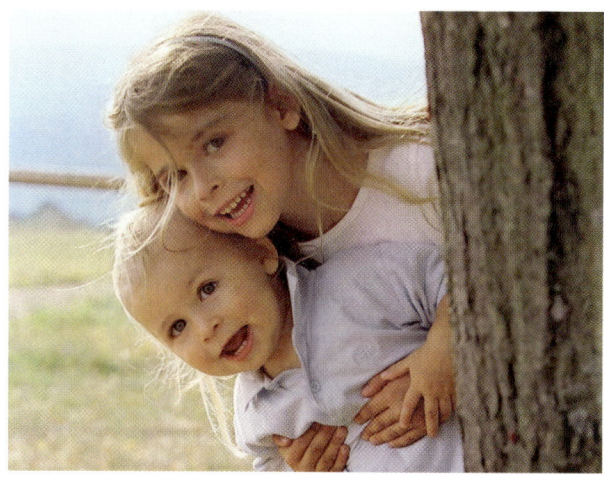

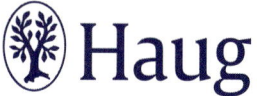

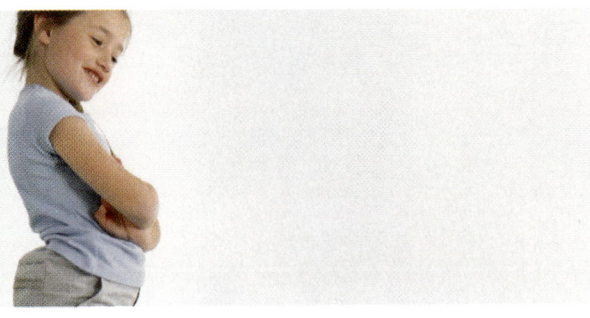

Was ist Anthroposophische Medizin?

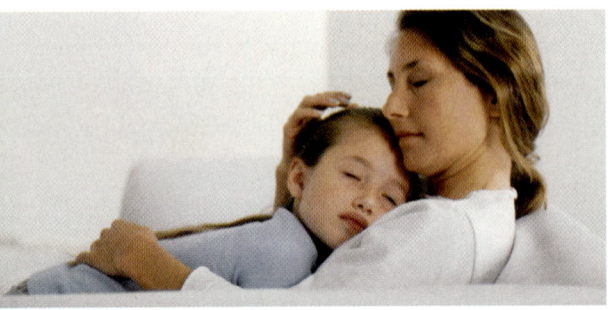

Grundlagen für die Pflege eines kranken Kindes

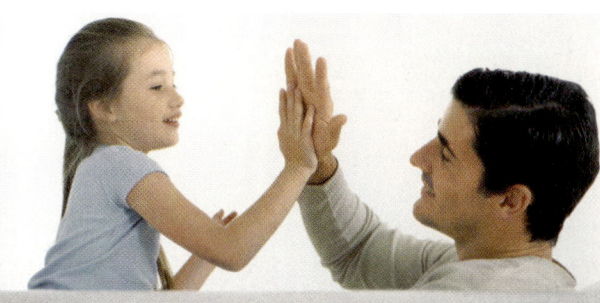

Rat und Hilfe in allen Krankheits-lagen

Gesunde Kindheit

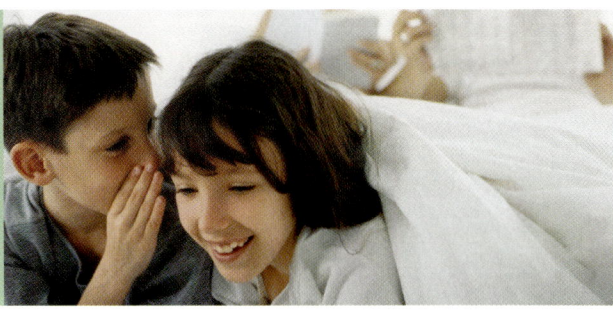

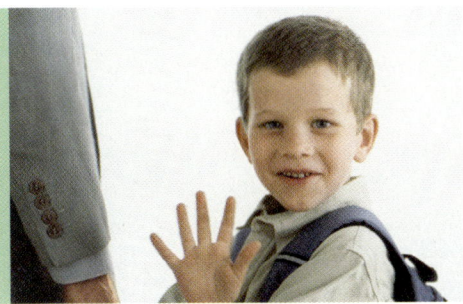

Anhang

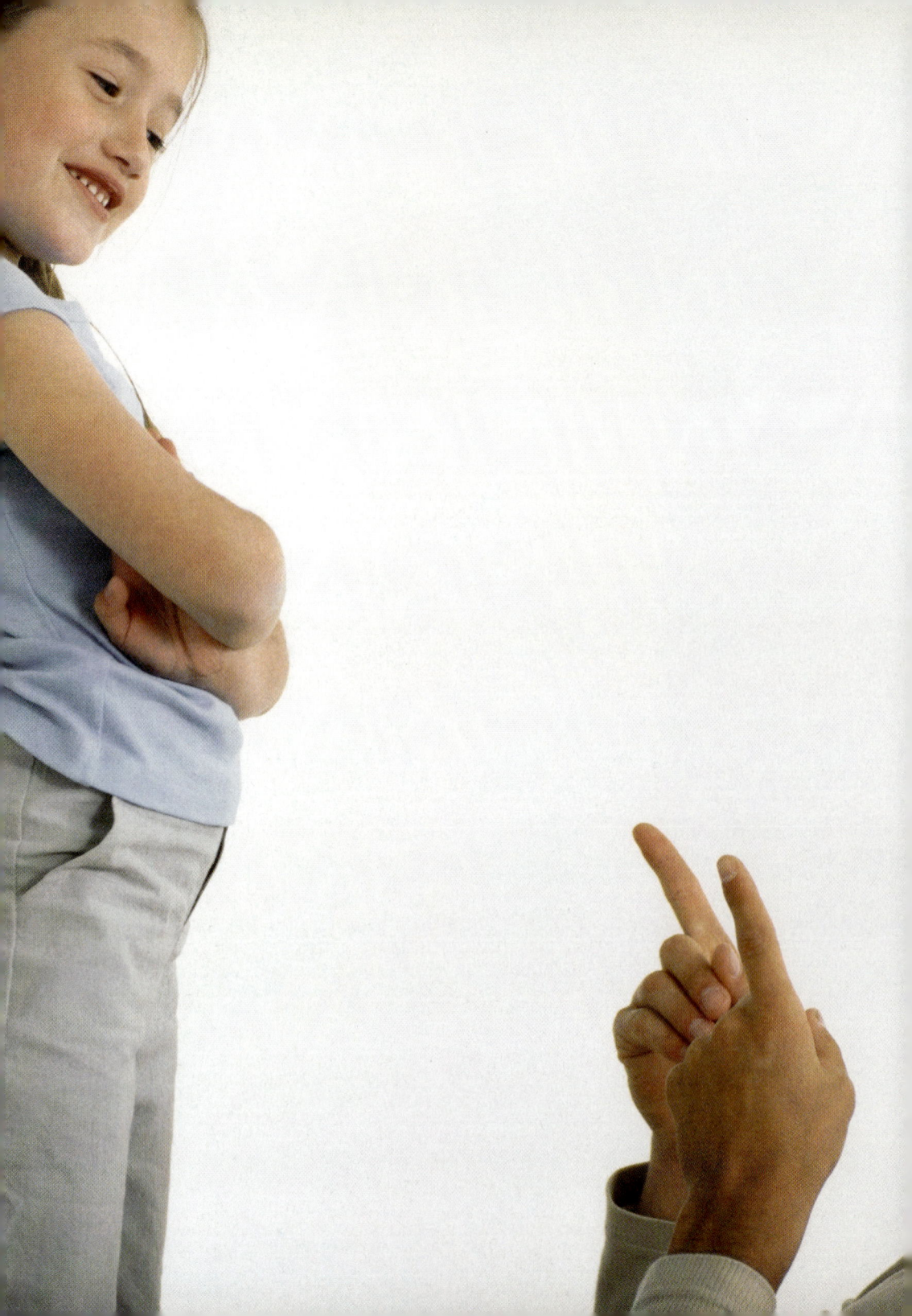

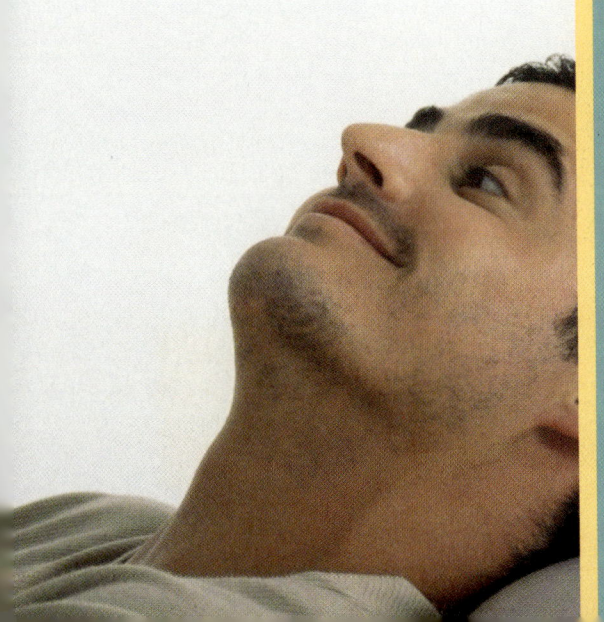

Was ist Anthroposophische Medizin?

Anthroposophische Medizin versucht, zusätzlich zu den allgemeinen Gesetzmäßigkeiten einer Krankheit oder den Entwicklungsstufen im Heranwachsen eines Kindes das Charakteristische des jeweiligen Menschen in das weitere Vorgehen einzubeziehen.

Anthroposophische Medizin ist eine ganzheitliche, integrative Heilkunde für moderne Menschen, auch und gerade für Kinder. Denn sie beruht auf zwei Grundlagen: zum einen auf der normalen konventionellen Medizin, zum anderen auf den spezifischen Erkenntnissen der anthroposophischen Geisteswissenschaft (siehe Kasten Seite 14). Sie ist also keine „alternative" Medizin, die die Schulmedizin ersetzen will, sondern eine integrative Medizin, die die konventionellen Verfahren miteinbezieht und um spezielle Therapiemethoden und Medikamente erweitert. Deshalb haben auch alle anthroposophischen Ärzte eine fundierte schulmedizinische Grundausbildung, an die sich dann eine umfangreiche Weiterbildung anschließt. Ein anthroposophischer Kinderarzt ist demzufolge ein ganz norma-

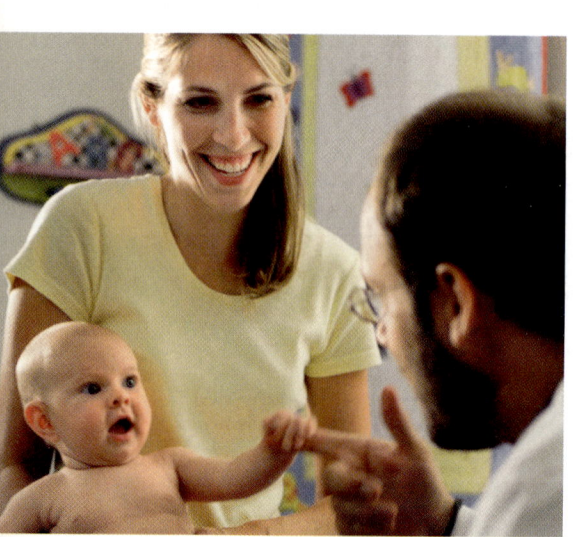

ler Kinderarzt mit allen Abschlüssen und Weiterbildungsmaßnahmen, die ihn offiziell als Kinderarzt oder „Facharzt für Kinder- und Jugendmedizin" ausweisen, der sich aber zusätzlich noch innerhalb der Anthroposophischen Medizin entsprechend fortgebildet und sich möglicherweise sogar bei der Gesellschaft anthroposophischer Ärzte in Deutschland (GAÄD) und der Medizinischen Sektion am Goetheanum (Schweiz) als anthroposophischer Arzt hat zertifizieren lassen.

Die Anthroposophische Medizin setzt alles ein, was die naturwissenschaftliche Forschung an nützlichen Erkenntnissen für den Menschen bereithält: Medizintechnik wie Röntgen, Computer- und Magnetresonanz-Tomographie, Ultraschall, ebenso Laborkontrollen, Medikamente, Operationen und intensivmedizinische Maßnahmen – wann immer diese nötig und sinnvoll sind. Darüber hinaus erfasst sie den Menschen aber auch in seiner gesamten Persönlichkeit und seinen Lebensbesonderheiten nach menschenkundlichen Gesetzmäßigkeiten. Das gilt für Erwachsene ebenso wie für Kinder. Zu diesen Gesetzmäßigkeiten gehören zum Beispiel Körperbau und -sprache, Haltung, Gang, Orientiertheit im Raum, Bewegungsfluss, Mimik, Gestik, Sprache, Art des Händedrucks, Schlafverhalten, Appetit und Verdauung, Wärme- und Kälteempfindlichkeit, Atmung sowie körperliche Rhythmen.

Anthroposophische Medizin versucht also, zusätzlich zu den allgemeinen Gesetzmäßigkeiten einer Krankheit oder der Entwicklungsstufen im Heranwachsen eines Kindes das Charakteristische des jeweiligen Menschen in das weitere Vorgehen einzubeziehen. Denn jeder Mensch, jedes Kind ist einzigartig, und jede Behandlung ist es ebenfalls, auch wenn die Maßnahmen sich häufig ähneln. Anthroposophische Medizin ist deshalb nie pauschal, und sie vermeidet Routine. Auch wenn die Krankheitsbilder sich immer wieder gleichen, so bekommt doch jede Krankheit durch jeden Patienten ein eigenes Gesicht, das sich nicht von der Individualität des Patienten trennen lässt. Anthroposophische Medizin fragt nach den körperlichen, aber ebenso nach seelischen und persönlichen Voraussetzungen, die den krankmachenden Faktoren erst den Weg geebnet haben. Sie fragt aber auch nach dem Sinn und möglicherweise auch der Notwendigkeit einer Krankheit, um z. B. körpereigene Abwehrfähigkeiten oder neue Lebensperspektiven im Rahmen der eigenen Biografie entwickeln zu können.

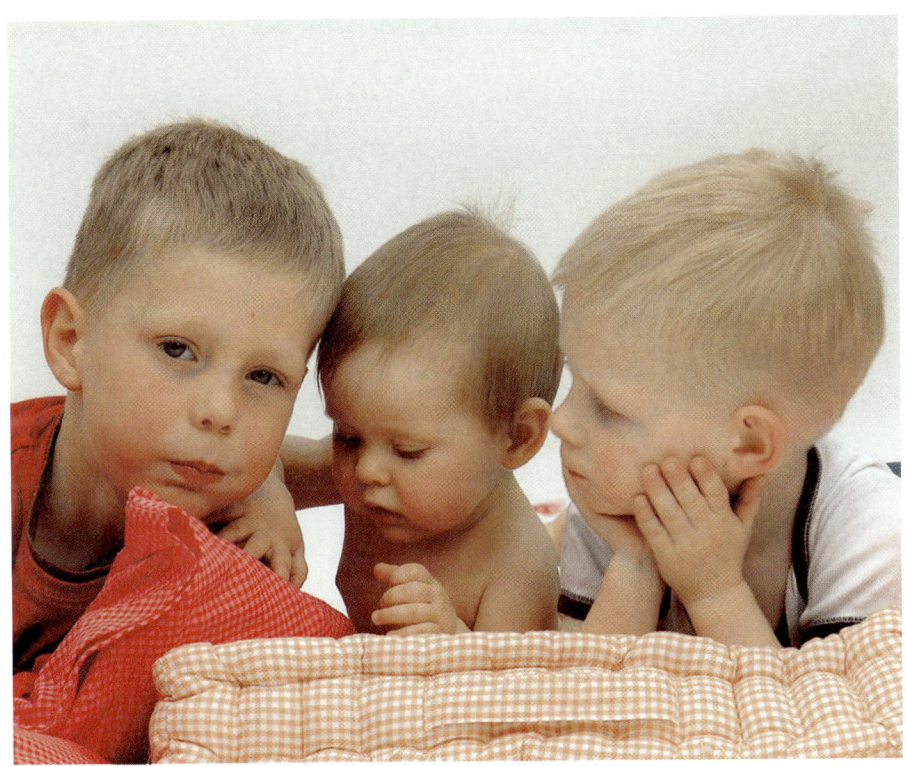

Individuell, nicht pauschal

Die Auswahl der Therapieverfahren folgt immer sehr spezifisch den induvellen Notwendigkeiten des Patienten – die Leitlinien der wissenschaftlichen Fachgesellschaften liefern dafür die Grundlage, werden aber um spezielle Therapiemaßnahmen erweitert oder abgeändert, je nachdem, was der Einzelfall erfordert.

Künstlerische Therapien wie Musik und Gesang, Malen und Zeichnen, Plastisches Gestalten, Sprachgestaltung, Heileurythmie, Ernährung, Bewegung sowie Entspannungsverfahren regen heilende Prozesse an und setzen Kreativität frei. Das Bearbeiten von Stein, Holz oder Ton, das Malen mit Stift, Kreide oder Pinsel, das Spielen eines Instruments oder das Hören von Klängen sowie die Bewegungen nach den Gesetzmäßigkeiten von Sprache und Musik sind sowohl körperlich wie seelisch wirksam. Der Kopf wird freier, der Atem ruhiger, der Puls regelmäßiger, Füße und Hände wärmer, die Körperfunktionen kommen ins Gleichgewicht, und die Seele atmet durch.

Äußere Anwendungen wie Einreibungen, Wickel, Auflagen oder Rhythmische Massage regen alle Lebensprozesse im Organismus an: Atmung, Durchblutung, Verdauung, Stoffwechsel, Wärmebildung und -verteilung. Sie schenken Hülle und Wärme, stoßen körperliche Reaktionen an und wirken entspannend.

Gut zu wissen

Was bedeutet „Anthroposophie"?

Der Begriff Anthroposophie hat seine Wurzeln im Griechischen und bedeutet so viel wie „Menschenweisheit". Die Bezeichnung geht zurück auf den Philosophen und Geisteswissenschaftler Dr. Rudolf Steiner (1861 bis 1925), der Anfang des 20. Jahrhunderts die Anthroposophie als Geisteswissenschaft begründete. Seine Mitarbeiterin, die holländische Ärztin Dr. Ita Wegman (1876–1943), entwickelte aus Steiners Ideen ein Konzept für die klinisch-therapeutische Betreuung von Kranken. Nach diesen Grundlagen sind heute noch die anthroposophisch orientierten Kliniken und ebenso die über 1000 anthroposophischen Arzt- und Therapeutenpraxen in Deutschland ausgerichtet.

Die medikamentöse Behandlung richtet sich nach dem altbewährten Grundsatz: so wenig wie möglich und nur so lange wie nötig.

In schweren akuten oder gar lebensbedrohlichen Krankheitssituationen kann auf allopathische Medikamente wie Antibiotika oder starke entzündungshemmende Mittel meist nicht verzichtet werden. Wenn es sich aber vermeiden lässt, werden Krankheitssymptome nicht unterdrückt, sondern es wird versucht, mit Hilfe von homöopathisch hergestellten und anderen anthroposophischen Arzneimitteln aus Pflanzen, Mineralien, Metallen und – seltener – tierischen Ausgangsmaterialien die Selbstheilungskräfte zu aktivieren und so den Körper dazu anzuregen, das gestörte Gleichgewicht selbst wieder einzupendeln. Ziel aller Therapien ist es, die durch die Krankheit gestörte Einheit von Leib, Seele und Geist wiederherzustellen und Einseitigkeiten (die möglicherweise die Krankheit mit verursacht haben) auszugleichen.

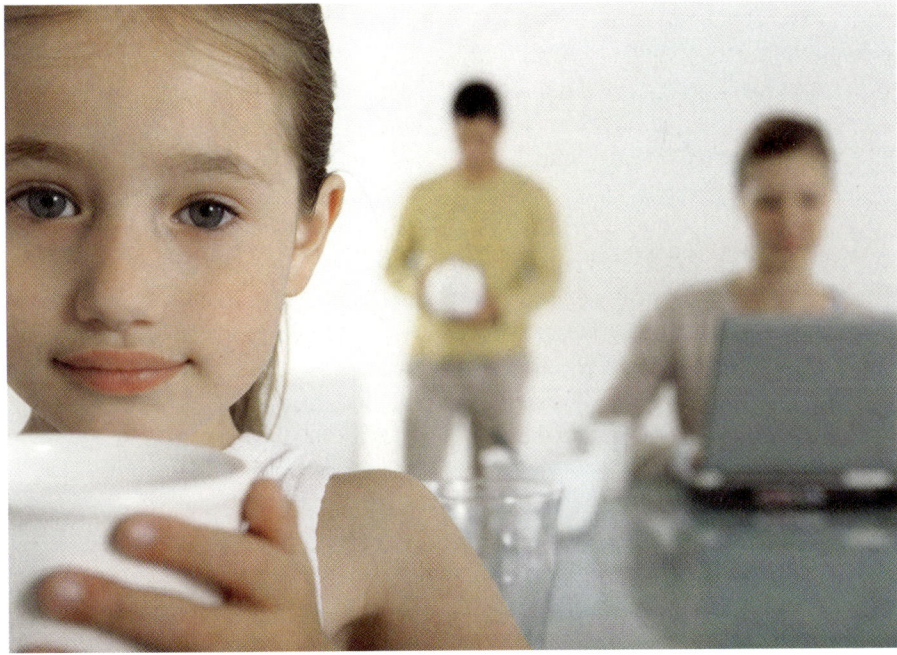

Nie war sie so heilsam wie heute

Dieser Grundsatz, in erster Linie die Selbstheilungskräfte zu unterstützen, damit der Organismus aus eigener Kraft mit einer Krankheit fertig wird, ist gerade bei Kindern wichtig. Typische Kinderkrankheiten – wie Masern, Mumps, Röteln, Scharlach, Keuchhusten, Windpocken – sind heute aufgrund der Impfungen eher selten geworden. Dafür nehmen Allergien und chronische Krankheiten wie Asthma, Neurodermitis, Rheuma sowie chronisch entzündliche Darmerkrankungen drastisch zu. Offenbar besteht zwischen beidem ein Zusammenhang. Denn Studien zeigen, dass die akut entzündlichen Krankheiten im Kindesalter (dazu gehören auch „banale" fieberhafte Infekte wie Erkältungen) vor chronischen Krankheiten und Allergien schützen.

Auch ein zurückhaltender Umgang mit Antibiotika, fiebersenkenden Mitteln und Impfungen führt nachgewiesenermaßen zu klaren Vorteilen. Der Organismus „lernt" dabei, das körpereigene Instrumentarium von Fieber und Abwehrstoffen gezielt zu nutzen – und offenbar trägt das dazu bei, mit Fremdstoffen wie Allergenen besser umgehen zu können. Für den Organismus ist es also offenbar besonders wichtig, im Kindesalter möglichst viele fieberhafte Infekte zu erleben, um daran sowohl das Immunsystem zu „trainieren" als auch selbst später in der Lage zu sein, Tendenzen zur Verhärtung und Knotenbildung entgegenzuwirken.

Das heißt nicht, das Kind gezielt Krankheitskeimen auszusetzen oder es absichtlich in eine schwere Krankheit hineinzumanövrieren. Immer wieder lässt sich beobachten, dass der kindliche Organismus sich meist holt, was er braucht: Wenn eine Krankheit nicht „dran" ist, lässt sie sich auch nicht künstlich herbeiführen. Häufig lässt sich z. B. beobachten, dass bei Windpocken nicht alle Geschwisterkinder erkranken, sondern nur einzelne oder auch keine weiteren – und das, obwohl Windpocken so ansteckend sind wie sonst kaum eine andere Infektionskrankheit. Es scheint aber an der Zeit zu sein, Krankheiten im Kindesalter mit anderen Augen zu betrachten: weniger als Bedrohung, die es auf jeden Fall zu vermeiden gilt, sondern als Bestandteil der gesunden Entwicklung eines heranwachsenden Menschen, bei der es in erster Linie darum geht, dem Organismus zu helfen, bestmöglich damit fertig zu werden.

Aber auch dabei gilt: der Einzelfall zählt. Es gibt viele gute Gründe dafür, dass

Eltern sich entscheiden, ihr Kind durchimpfen zu lassen. Und es gibt viele gute Gründe dagegen. Hier genau abzuwägen – ohne Pflicht und Zwang –, welcher Weg für Kind und Eltern der richtige ist, ist ein besonderes Anliegen anthroposophischer Kinderheilkunde.

Selbstverständlich müssen immer dann, wenn Gefahr droht, alle Register ärztlicher Heilkunst gezogen werden – auch mit allen Mitteln und Möglichkeiten der modernen Schulmedizin. Wo es aber möglich ist, sind anthroposophische Kinderärzte bemüht, dem kindlichen Organismus zu helfen, selbst mit der Krankheit fertig zu werden. Fiebersenkende Mittel und Antibiotika werden deshalb so sparsam wie möglich eingesetzt.

Es ist ein besonderes Anliegen dieses Buches, Eltern und Bezugspersonen das nötige Wissen und viele hilfreiche praktische Tipps aus dem reichen Erfahrungsschatz der kinderärztlichen Praxis zu vermitteln, damit sie ein Kind in einer Krankheitssituation unterstützen, begleiten und ihm helfen können, wieder gesund zu werden.

Benannt werden darüber hinaus aber auch diejenigen Situationen, in denen es ratsam ist, zusätzlich ärztliche Hilfe in Anspruch zu nehmen. Im Zweifelsfall sollten sich Mütter und Väter dabei auch darauf verlassen, dass sie intuitiv meist sehr genau wissen, wann dem Kind Gefahr droht und es unverzüglich in ärztliche Behandlung oder vielleicht sogar ins Krankenhaus muss.

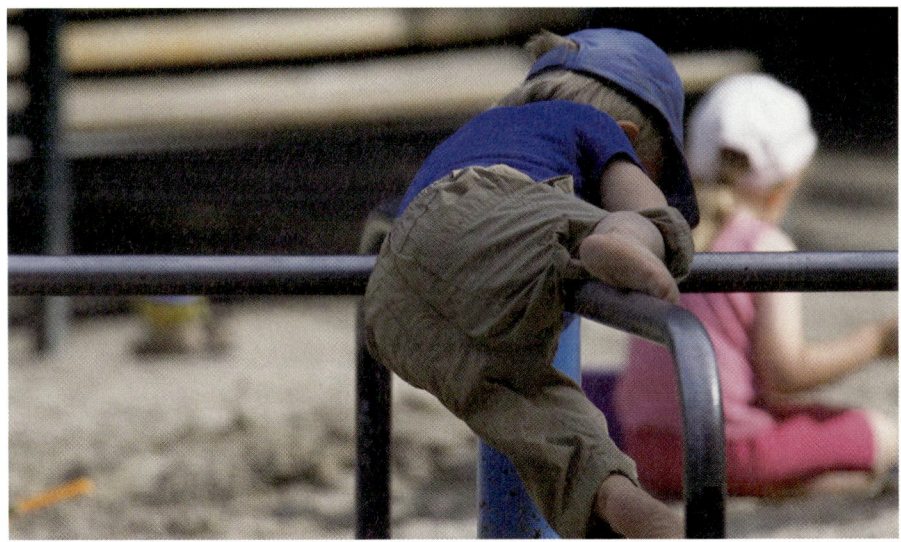

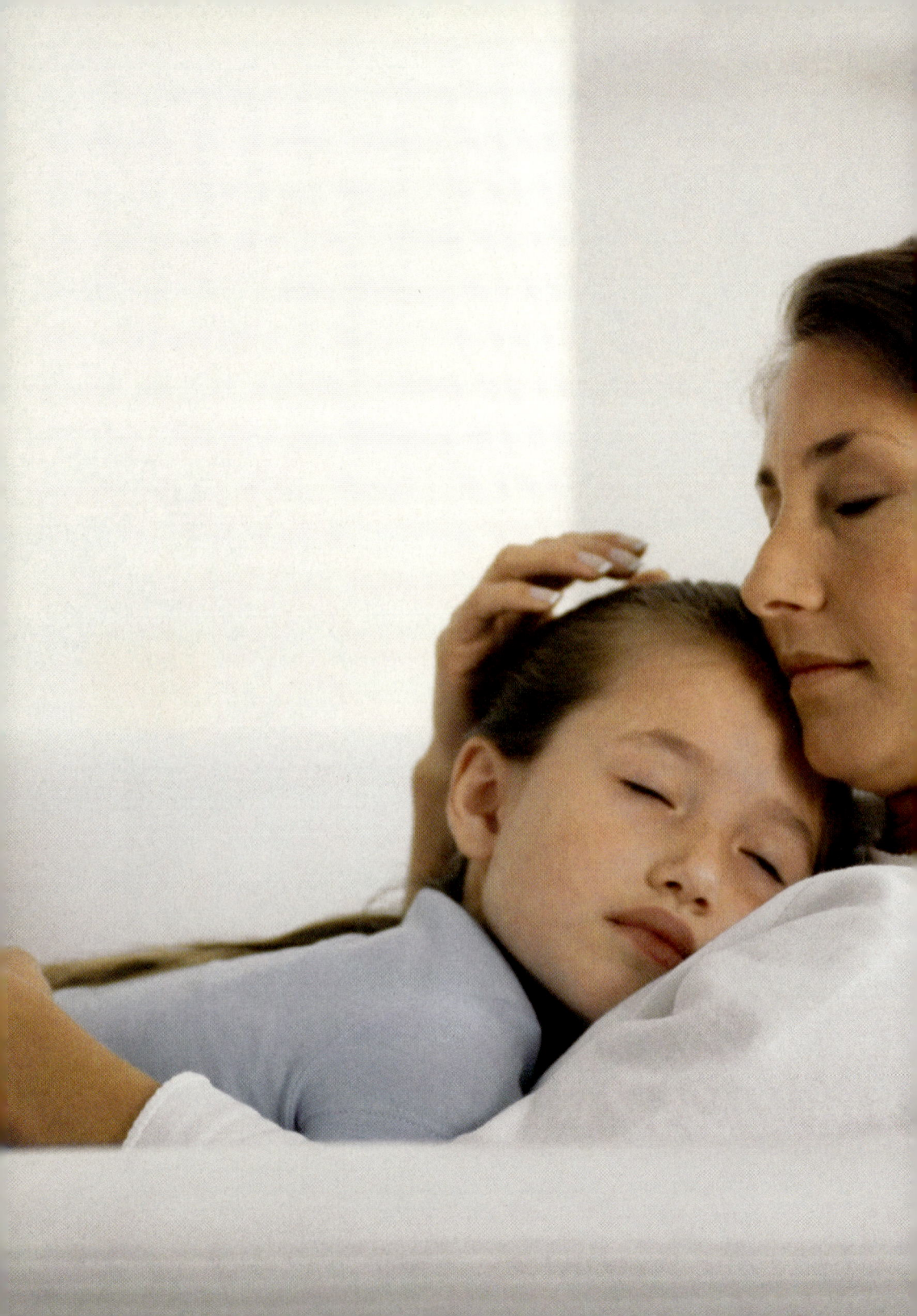

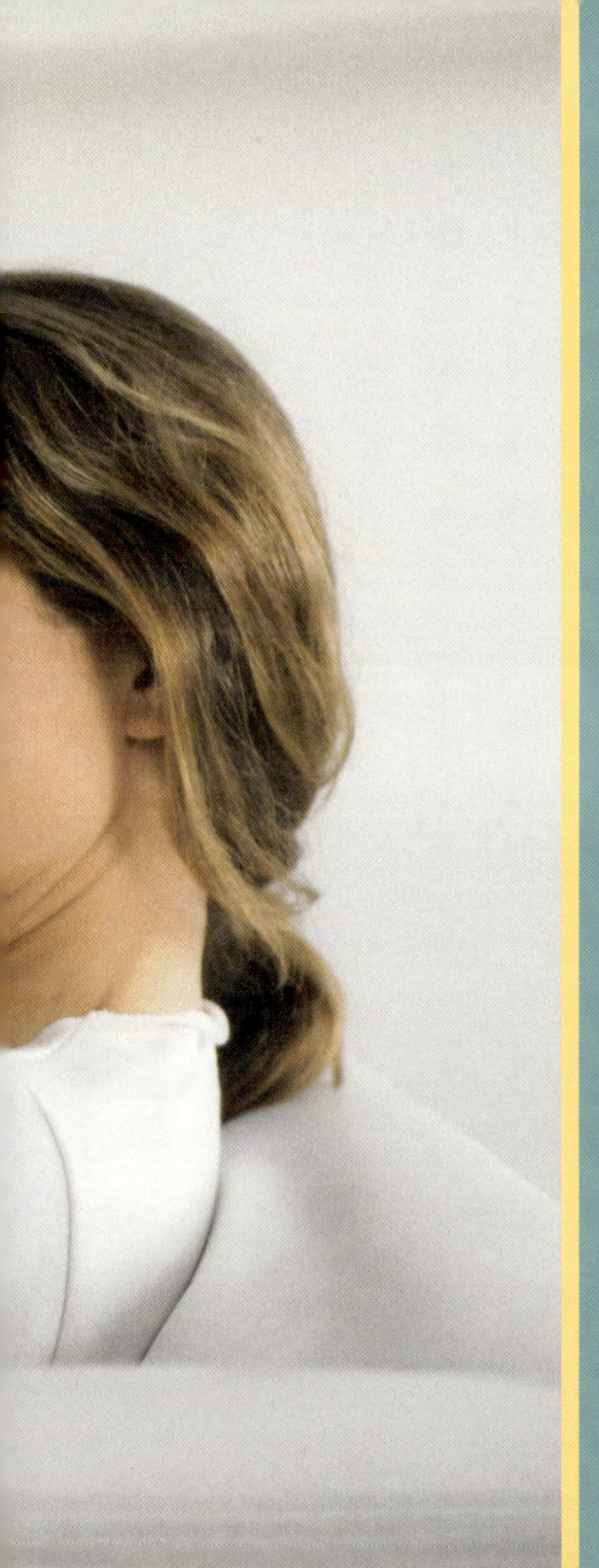

Grundlagen für die Pflege eines kranken Kindes

Damit ein Kind „gut" krank sein kann und schnell wieder gesund wird, sollten Sie einige Grundregeln beachten: am Krankenbett, bei Ernährung und Körperpflege, bei Wickeln und Einreibungen.

Die Gestaltung des Umfelds

Kranke Kinder brauchen Ruhe, Wärme und frische Luft. Darauf sollten Sie achten:

▌ Radio, Fernseher oder Computer bleiben prinzipiell ausgeschaltet. Kranke Kinder haben besonders empfindliche Sinne und reagieren gerade auf Geräusche sehr sensibel.

▌ Kranke Kinder empfinden grelles Tageslicht meist als störend, vor allem, wenn sie Fieber haben. Fenster sollten deshalb mit Vorhängen oder Rollos bzw. Jalousien verdunkelt werden können.

▌ Die Bettdecke sollte das Kind gut warmhalten; gegebenenfalls eine Wolldecke zusätzlich darüberlegen, besonders wenn das Fieber ansteigt oder bei Schüttelfrost.

▌ Das Kind im Bett nicht zu warm anziehen. Ein Schlafanzug oder Nachthemd bzw. Strampelanzug aus Baumwolle oder – im Winter – aus Wollfrottee genügt, darunter eventuell noch ein dünnes Wollhemd, damit der Oberkörper schön warm bleibt. Achten Sie darauf, dass die Nachtwäsche lange Ärmel hat – wenn die Arme nicht unter der Bettdecke stecken, kühlt das Kind sonst leicht aus.

▌ Kann das Kind zum Essen aufstehen, reicht es aus, ihm einen Wollpullover überzuziehen und die Füße mit Wollsocken warmzuhalten.

▌ Die Temperatur im Zimmer darf etwas kühler sein als sonst, vor allem bei Fieber; ca. 17–18°C tagsüber und 14–15°C nachts sind ratsam (Heizung über Nacht abdrehen und Fenster auf Kipp stellen).

▌ Das Krankenzimmer morgens, mittags und abends gründlich lüften (für 5–10 Minuten das Fenster öffnen); das Kind dabei bis zur Nasenspitze unter die Bettdecke packen, damit es keine Zugluft abbekommt. Oder das Zimmer lüften, während das Kind gewaschen wird oder zur Toilette geht. Bett und Kissen anschließend gut aufschütteln, Laken glattziehen.

▌ Aufstehen ist für kranke Kinder immer ein Kraftakt. Stellen Sie deshalb einen Nachttopf neben das Bett, damit das Kind nicht extra zur Toilette laufen muss. Eine Schüssel mit etwas Wasser, in dem 1–2 Tropfen Mundwasser gelöst sind, sollte ebenfalls bereitstehen, falls das Kind erbrechen muss. Das Mundwasser bindet den unangenehmen Geruch.

▌ Wechseln Sie die Bettwäsche öfter als sonst, auf jeden Fall aber immer, wenn das Laken durchgeschwitzt ist.

▌ Meist ist die Raumluft zu trocken, die Schleimhäute werden dadurch unnötig gereizt. Elektrische Luftbefeuchter sind dann allerdings nicht ratsam, weil sie häufig die reinsten Bakterienschleudern sind (die Keime siedeln sich an den Filtern ab und werden von dort aus ständig von neuem in die Luft gepustet). Besser sind frisch angefeuchtete Tücher über einem Wäscheständer oder über der Heizung. 1–2 Tropfen ätherisches Lavendelöl im Wasser, mit dem die Tücher befeuchtet werden, sorgen für einen angenehmen Duft im Raum (bei Erkältungskrankheiten Eukalyptusöl).

▮ Vor und nach jedem Kontakt mit dem Kind die Hände waschen. Das ist die beste Desinfektionsmaßnahme. Chemische Desinfektionsmittel sind nicht nötig und provozieren eher Allergien.

▮ Besuch durch andere Kinder oder Erwachsene ist möglich, wenn das Kind fieberfrei ist. In der Rekonvaleszenz sollte sich das Kind aber keinesfalls überanstrengen – eine Stunde gemeinsames Spielen ist genug. Kindergeburtstage oder Unternehmungen außerhalb des Hauses/der Wohnung (z. B. Zoobesuch, Ausflüge) sind tabu, bis das Kind wieder ganz gesund ist.

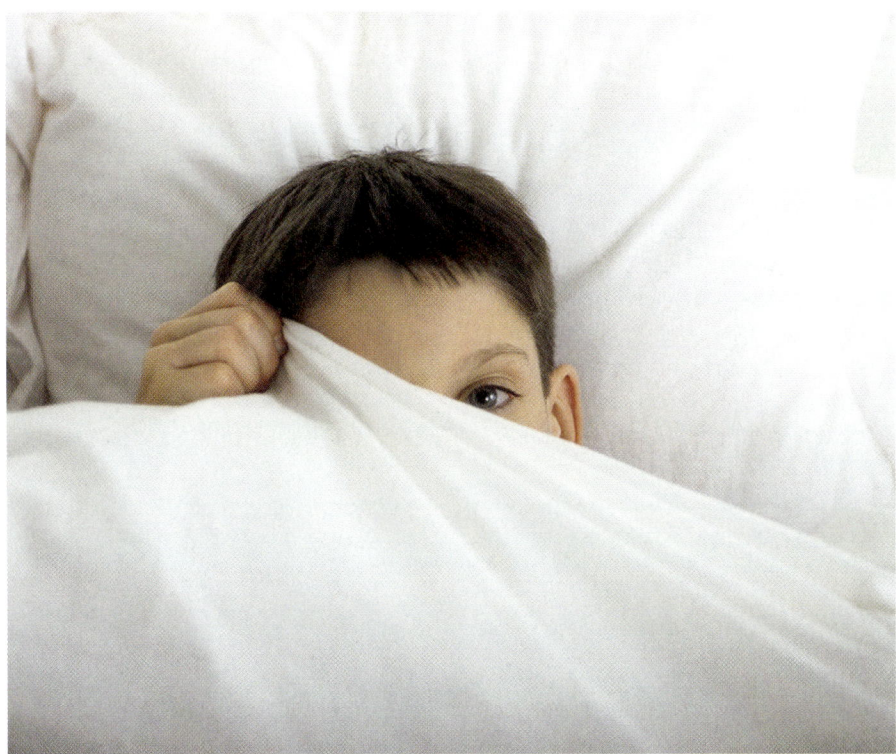

Ernährung

Kranke Kinder brauchen leichte Kost, die den Verdauungstrakt nicht belastet und genügend Vitamine und Nährstoffe liefert. Und sie sollten vor allem viel trinken. Hier sind die wichtigsten Tipps:

▌ Fiebernde Kinder sollten im Bett bleiben, auch zum Essen – den Extra-Service, der sich damit verbindet, genießen sie meist sehr!

▌ Solange das Kind keinen Appetit hat und das Essen komplett verweigert, hat es keinen Sinn, es zum Essen zu zwingen. Meistens spuckt es anschließend alles wieder aus, denn Kinder wissen intuitiv, wann ihnen das Essen wieder bekommt.

▌ Als Frühstück bzw. Abendessen eignet sich eine Scheibe Toast (nur sehr dünn mit Butter bestreichen) mit etwas Marmelade, Honig oder Frischkäse.

▌ Als Mittagessen sind Pellkartoffeln (gestampft oder gemust), Reis, Hirse, Getreidegrütze, Nudeln – mit in etwas Butter oder Öl geschwenktem frischem Gemüse (vorzugsweise Karotten) – meist am bekömmlichsten. Alle schwerer verdaulichen Gemüsesorten wie Erbsen, Bohnen oder Kohl sind weniger ratsam.

▌ Auch eine Hühnerbrühe (über Nacht im Kühlschrank aufbewahren und das hart gewordene Fett abschöpfen) sowie eine Haferflocken- oder Griessuppe sind eine gute und leckere Krankenkost.

▌ Frische Petersilie und/oder Schnittlauch sorgen für die nötigen Vitamine und sind das ganze Jahr über erhältlich.

▌ Kompott oder Mus ist besser verdaulich als frisches Obst.

▌ Als Snack zwischendurch eignen sich Zwieback, Knäckebrot, Toast, Salzstangen oder Cracker.

▌ Fettreiche Speisen, Rohkost, Frittiertes, Gebackenes, Gebratenes liegen kranken Kindern ebenso wie Fleisch und Wurst schwer im Magen. Allenfalls ein Stück gekochtes Hühnerfleisch (ohne Haut) oder Geflügelwurst kann – wenn das Kind Appetit darauf hat – gegeben werden.

▌ Wichtig ist, dass das Kind viel trinkt. Denn bei Fieber verliert der Körper über das Schwitzen mehr Flüssigkeit als sonst, auch werden mit dem Schweiß vermehrt Mineralsalze ausgeschieden. Als Getränke sind dünne Kräutertees geeignet (in einer Thermoskanne warmhalten). Wenn nicht spezielle Heilkräuter angezeigt sind, am besten Fenchel-, Salbei-, Eisenkraut- oder Zitronengrastee. Früchtetees (Apfelschalen, Hibiskus, Malve, Hagebutte) sind nur geeignet, wenn das Kind keinen Durchfall hat, weil diese Teesorten viel Säure enthalten, die den Darm reizen kann. Wenn das Kind das Essen verweigert, kann der Tee mit 1 Teelöffel Traubenzucker und einer Prise Salz gesüßt werden. Bei Kindern über einem Jahr ist auch Honig angebracht. Ebenso sind stark verdünnte Säfte oder einfach nur Wasser (ohne Kohlensäure) oder fettarme Gemüsebrühe empfehlenswert.

▌ Alle Getränke sollten immer lauwarm bis warm sein, nie eiskalt und auch nicht zu heiß.

▌ Wenn das Kind älter als drei bis vier Jahre ist, können Sie Tasse oder Glas direkt am Bett stehen lassen, so dass es trinken kann, wenn es will. Ein Strohhalm oder der sonst nicht täglich gewährte Lieblingsbecher sind dafür vielleicht noch ein zusätzlicher Anreiz. Kleineren Kindern sollten Sie einmal stündlich ein Getränk anbieten.

▌ Die Mahlzeiten eher klein halten, damit Magen und Darm nicht zu sehr belastet werden.

Für Säuglinge gilt, dass der erhöhte Flüssigkeitsbedarf zwischendurch mit einem Fläschchen Fencheltee gedeckt werden sollte.

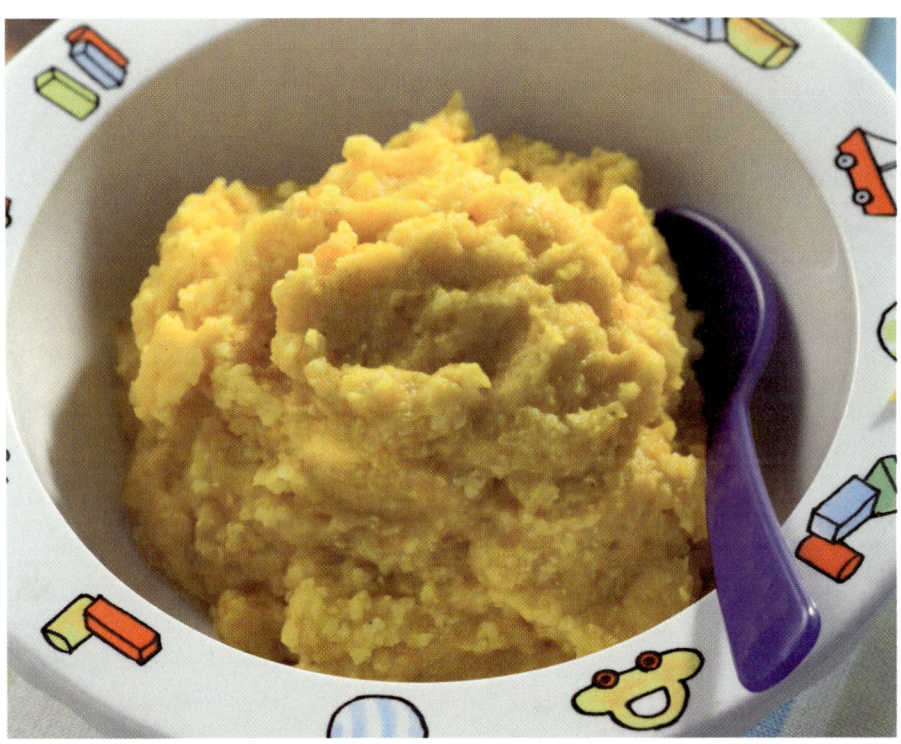

Körperpflege

Gerade kranke Kinder brauchen eine sorgfältige Körperpflege, weil sie bei Fieber viel schwitzen. Darauf sollten Sie achten:

▌ Einmal täglich sollten Sie das Kind waschen. Da es kaum schmutzig ist, braucht es dafür nicht in die Badewanne, sondern Sie können es mit einem in warmes Wasser getauchten Waschlappen einfach von Kopf bis Fuß abreiben. Das erfrischt und regt die Durchblutung an.

▌ Wenn das Kind nicht aufstehen soll, legen Sie ein Handtuch ins Bett und waschen das Kind mit einem feuchten Waschlappen ab.

▌ Ein Spritzer Rosmarinbadezusatz im Waschwasser riecht angenehm und wirkt anregend.

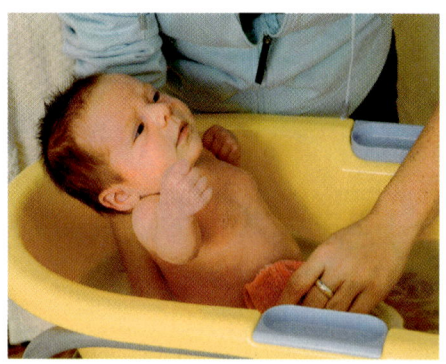

▌ Wenn das Kind schon wieder auf dem Weg der Besserung ist, kann es auch duschen oder baden. Allerdings müssen Sie darauf achten, dass das Badewasser nicht wärmer als 36–38°C ist. Auch sollte das Kind nicht länger als fünf Minuten im Wasser bleiben, sonst ist die Prozedur zu anstrengend. Anschließend sollte es auf jeden Fall ins Bett und eine halbe bis eine Stunde ruhen.

▌ Achten Sie darauf, dass das Kind täglich die Zähne putzt, am besten morgens und abends. Ist das nicht möglich, sollte es wenigstens den Mund mit Mundwasser spülen.

▌ Fiebernde Kinder bekommen leicht trockene, spröde Lippen. Diese bleiben geschmeidig, wenn Sie sie drei- bis viermal täglich mit einem Lippenbalsam betupfen.

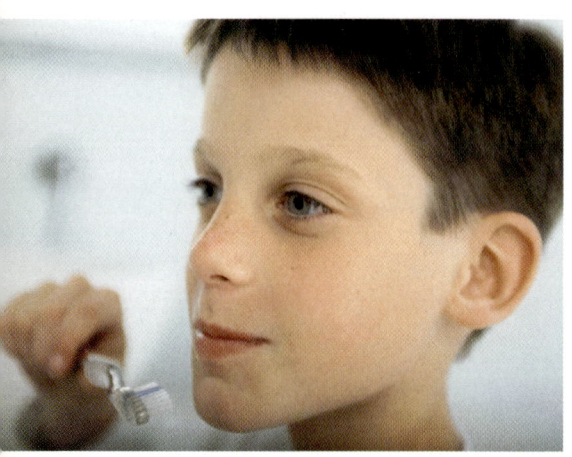

Wickel, Bäder, Einreibungen

Äußere Anwendungen wie Wickel, Bäder und Einreibungen sind für kranke Kinder besonders wichtig – und Sie werden später, bei der Besprechung der einzelnen Krankheitsbilder, immer wieder darauf stoßen, dass alle drei in verschiedenen Variationen empfohlen werden. Die Haut spielt dabei eine besondere Rolle. Sie grenzt den Körper über die gesamte Oberfläche nach außen ab, ist aber viel mehr als eine Hülle. Sie ist gleichermaßen auch Sinnes- und Atmungsorgan. Sie reagiert auf Kälte und Wärme, indem sich die Blutgefäße zusammenziehen oder erweitern und die Durchblutung auf diese Weise verringern oder verstärken. Sie reguliert die Körpertemperatur, indem sie bei hohen Außentemperaturen oder bei Fieber Schweiß abgibt und auf der Oberfläche verdunsten lässt. Dadurch kühlt die Haut ab. Bei Kälte ziehen sich die Blutgefäße zusammen und halten die Wärme im Inneren. Täglich scheidet der Organismus über die Haut unmerklich Wasser ab – bei Schulkindern insgesamt einen ganzen Liter. Diese Mittlerfunktion der Haut zwischen Außen und Innen lässt sich auch therapeutisch nutzen: Örtlich begrenzt mit Wickeln, über die ganze Oberfläche bei Bädern oder tiefergehend mit Einreibungen. Zusätze wie ätherische Öle, Tinkturen, Salben, gemahlene Samen (z. B. Senfmehl) und pulverisierte Kräuterextrakte wirken dabei zusätzlich spezifisch auf Stoffwechsel und Organismus.

Wickel

Wickel können bei Kindern wahre Wunder bewirken und sind wesentlich einfacher zu machen, als viele glauben. Folgende Utensilien brauchen Sie dafür – und Sie brauchen sie nur einmal zu beschaffen, denn sie sind für Kinder und Erwachsene gleichermaßen geeignet:

I Ein Innentuch als Träger für Öle, Salben, Tinkturen: ein ganz normales Geschirrhandtuch aus Baumwolle bzw. Leinen oder eine Mullwindel aus Baumwolle oder ein Moltontuch. Für Kompressen und Auflagen reicht auch ein Herrentaschentuch oder ein Stück Bourretteseide (wird aus Seidenabfällen hergestellt und hat eine besonders saugfähige Oberfläche, Bezugsadressen siehe Seite 119).

I Ein etwas größeres Zwischentuch zum Abdecken des Innentuchs, z. B. ein

Gästehandtuch aus Frottee oder eine Schicht Rohwolle (Bezugsadressen siehe Seite 119).

▌ Ein etwas größeres Außentuch zum Warmhalten: ein Wollschal – schon vorhanden oder selbst gestrickt (glatt rechts oder eins rechts/eins links) und möglichst 25–30 cm breit. Ideal sind fertig zugeschnittene Wickeltücher aus Wollvlies, die auf einer Seite aus plüschiger Schafwolle, auf der anderen aus weichem Jersey bestehen. Zum Befestigen ist ein Klettverschluss am Außentuch am praktischsten. Innen- und Zwischentücher müssen nicht eigens fixiert werden.

Bei allen Wickelarten wird das Innentuch mit dem Öl, der Salbe, der Tinktur oder in Wasser mit entsprechenden Zusätzen getränkt und – bei warmen Wickeln – so heiß wie möglich aufgelegt. Die Arme bleiben immer draußen (beim Anlegen des Wickels legt das Kind die Hände am besten unter dem Kopf zusammen, dann ist nichts im Weg).

Bei Ölwickeln muss das mit dem ätherischen Öl getränkte Tuch gefaltet und in Alufolie eingeschlagen und sodann zwischen zwei heißen Wärmflaschen für 20–30 Minuten erwärmt werden. Nicht im Backofen oder in der Mikrowelle erhitzen! Die Wärmflaschen zwischen zwei große Kissen legen oder in das Außentuch einwickeln, damit sie die Wärme nicht so rasch verlieren (und das Außentuch wird dabei gleich mit erwärmt). Das Öltuch wird nach der Anwendung wieder in die Alufolie eingeschlagen und vor jedem Wickel mit einigen Tropfen Öl aufgefrischt. Solange es gut duftet, kann es immer wieder verwendet werden. Anschließend in der normalen 60°-Wäsche mitwaschen und bügeln.

Üblich sind Brust- oder Bauchwickel (Hals- und Wadenwickel werden gesondert besprochen): das Innentuch auf die Brust/den Bauch legen, mit dem Zwischentuch oder der Rohwolle bedecken und mit dem Wollschal/dem Wollvlies umwickeln. Schlafanzug drüberziehen, die Bettdecke gut um den ganzen Körper feststecken, damit keine Kältelöcher entstehen.

Ein Wickel ist innerhalb von fünf bis zehn Minuten gemacht und braucht nur wenig Vorbereitung:

▌ Hände anwärmen – kalte Hände auf nackter Haut sind meist unangenehm.

▌ Alle Wickelutensilien bereitlegen: Das Außentuch in Höhe von Brust oder Bauch im Bett ausbreiten, so dass das Kind sich draufflegen kann, ebenso das Zwischentuch, wenn Sie den Wickel um den gesamten Oberkörper oder Bauch anlegen und das Innentuch nicht nur wie eine Kompresse auf Brust oder Bauch auflegen.

▌ Während Sie das Innentuch vorbereiten (in Tee oder Zitronenwasser tränken und auswringen), sollte das Kind bereits aufrecht im Bett sitzen.

■ Legen Sie das Innentuch dann so auf das Zwischentuch, dass Sie es rechts und links etwas einrollen.

■ Jetzt legt sich das Kind auf das Innentuch, und Sie schlagen möglichst zügig die aufgerollten Seiten über der Brust oder dem Bauch zusammen. Wickeln Sie das Zwischen- und Außentuch darüber und befestigen diese. Nun noch die Bettdecke rundum gut feststecken – fertig.

■ Bleibt der Wickel über Nacht liegen, sollte das Kind vor dem Anlegen komplett „bettfertig" sein: Kinderzimmer aufgeräumt, Zähne geputzt, zur Toilette gegangen, Heizung ausgedreht, Zimmer gelüftet (für die Nacht Fenster auf Kipp stellen).

■ Wenn der Wickel tagsüber gemacht wird: Den Wickel nach der jeweils angegebenen Einwirkzeit abnehmen und das Kind eine halbe bis eine Stunde nachruhen lassen. Diese Nachruhezeit ist wichtig. Unruhigen Kindern können Sie währenddessen etwas vorlesen.

Bäder

Fuß-, Sitz- und Vollbäder regen jeweils bestimmte Körperfunktionen an:

Fußbad. Ein warmes Fußbad verstärkt über Reflexbahnen vor allem die Durchblutung der Schleimhäute, in der Blase ebenso wie in der Nase! Es ist deshalb immer sinnvoll, wenn die Füße kalt geworden sind oder wenn sich eine Erkältung anbahnt. Eine gut durchblutete Schleimhaut kann besser mit Krankheitserregern fertig werden, so dass ein Schnupfen womöglich gar nicht erst entsteht oder zumindest rascher wieder vorbei ist.

Ansteigendes Fußbad. Dabei werden die Füße in eine Schüssel oder einen Eimer mit warmem Wasser gestellt, zu dem langsam kochend heißes Wasser zugegossen wird, bis das Fußbad so heiß ist, dass es nicht mehr auszuhalten ist. Die Füße sind dann meistens krebsrot, werden sorgfältig abgetrocknet und mit Wollsocken warmgehalten (damit kann man auch gut ins Bett gehen).

Fußwaschungen. Heilsam und beruhigend wirken auch Fußwaschungen: Die Füße werden ins warme Wasser (mit dem jeweiligen Badezusatz) gestellt. Dann einen Fuß anheben und mit der Hand 5–6-mal das Wasser über den Fuß schöpfen. Den Fuß zurückstellen und den anderen Fuß entsprechend behandeln. Abtrocknen und mit einem Fußbalsam oder einer öligen Lotion einreiben. Anschließend 30 Minuten ruhen

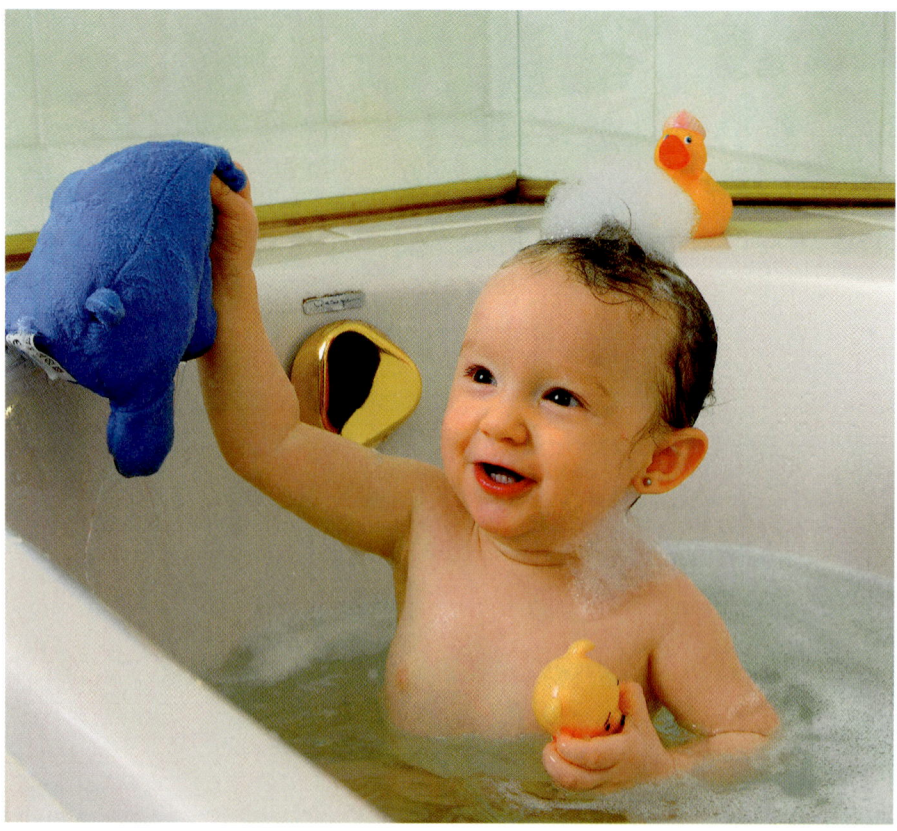

lassen. Das leise Tröpfeln wirkt ungemein beruhigend, und das Kullern der Wassertropfen ist noch Stunden nach dem Ende der Waschung auf der Hautoberfläche zu spüren.

Sitzbäder. Bei Wickelkindern sind vor allem Sitzbäder sinnvoll, z.B. auch dann, wenn sich die Haut am Po entzündet hat. Das Kind wird dafür am besten in eine nur zu einem Drittel gefüllte Babybadewanne gesetzt, das Wasser sollte

nicht wärmer als 37–38 °C sein. Den Badezusatz vorher in das Wasser geben und kräftig verrühren.

Vollbad. Wirkt entspannend oder anregend, je nachdem, welcher Badezusatz gewählt wird. Die darin enthaltenen Stoffe werden über die gesamte Hautoberfläche aufgenommen. Eine besonders nachhaltige Wirkung haben Öldispersionsbäder („Jungebad", siehe Feature Seite 30f.).

Einreibungen

Eine Einreibung mit einem wohl duftenden Öl – das ist Genuss und Therapie zugleich, für Kinder nicht weniger als für Erwachsene. Das Gefühl, liebevoll berührt zu werden, wirkt sich seelisch und körperlich heilsam aus. Das Öl schützt rissige und raue oder frisch gebadete Haut vor dem Austrocknen, verhilft zu einer wärmenden Hülle, lässt tiefer und ruhiger atmen und unterstützt in der Rekonvaleszenz den Prozess der Genesung.

Welche Öle jeweils ratsam sind, ist bei den einzelnen Krankheiten erwähnt. Ein Allround-Öl, das schon bei Säuglingen abends nach dem Baden eingesetzt werden kann und das eine wunderbar duftende Wärmehülle vermittelt, ist Solum Öl von Wala. Es bringt jedes noch so zappelige Kind zur Ruhe und kann ein schönes Abendritual vor dem Einschlafen werden. Träge, phlegmatische Kinder werden morgens mit einer Einreibung mit Rosmarin-Haut- und -Massage-Öl schnell munter. Und Lavendelöl, täglich auf den Füßen und zwischen den Zehen verteilt, schützt vor Fußpilzbefall. Die richtige Einreibetechnik (am stehenden oder liegenden Kind) mit warmen Händen und nur wenig Öl: Mit kreisenden Bewegungen im Sinne einer liegenden Acht (Lemniskate) den ganzen Rücken von oben nach unten einreiben. Anschließend etwas Öl auf der Brust verreiben und den Rippenbögen folgend nach außen verstreichen. Der Bauch wird im Uhrzeigersinn kreisend massiert, anschließend jeweils von unten nach oben Arme und Beine. Zum Abschluss Füße und Fußsohlen einreiben.

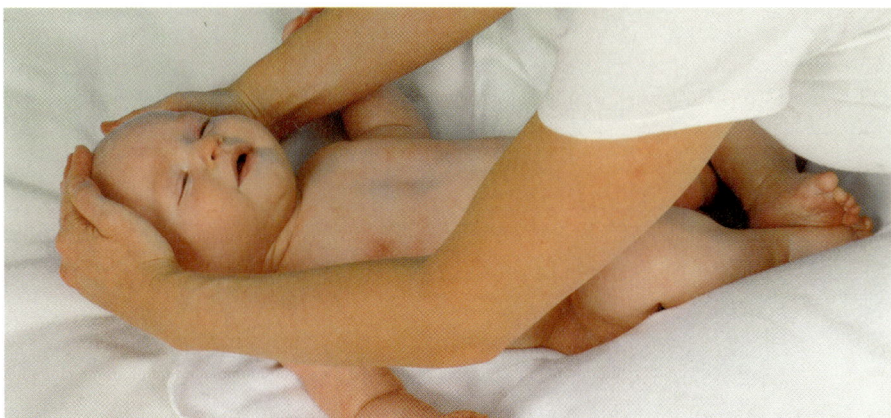

GUT ZU WISSEN

Das Öldispersionsbad nach Werner Junge

Die Empfehlung, das Immunsystem mit in Wasser feinst zerstäubtem Öl zu stärken, geht zurück auf Rudolf Steiner, den Begründer der Anthroposophie. Die Frage war jedoch: Wie lässt sich Öl in Wasser dermaßen fein verteilen, dass es den ganzen Wasserkörper durchsetzt? Wenn man es ins einlaufende Wasser träufelt, schwimmt es binnen kurzem als Fettfilm auf der Wasseroberfläche, und wenn man es in Milch oder Sahne emulgiert, verändert sich das Öl in seiner inneren Struktur.

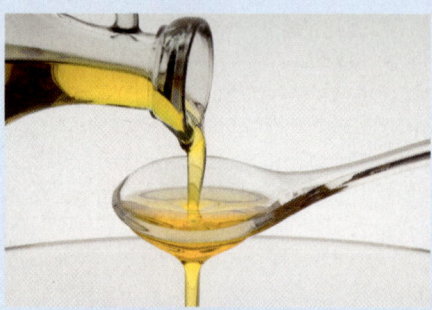

Die Lösung des Problems fand 1937 der medizinische Bademeister Werner Junge: Er konstruierte eine Glasarmatur, in deren tropfenförmigen Glaszylinder das Wasser aus dem Zulaufschlauch schräg einströmt, dabei stark beschleunigt und in eine Drehbewegung versetzt wird. Dort, wo der Wasserwirbel am stärksten ist, mündet die haarfeine Öffnung eines Zulauftrichters für das Öl. Durch den Sog des Wasserwirbels bildet sich ein Vakuum, das das Öl durch die haarfeine Öffnung ansaugt und „kalt

verdampft", also in feinste Tröpfchen zerstäubt. Da Wasser immer die Tendenz hat, Tropfen zu bilden, und da Öl immer dazu neigt, einen Film zu bilden, legt sich das „verdampfende" Öl als feine Haut über die Wassertröpfchen. Am Auslass der Glasarmatur bildet sich ein großer trichterförmiger Wasservorhang, der aus öligen Wassertröpfchen besteht und die Badewanne füllt.

Etwa 3–5 Milliliter Öl genügen für ein Wannenbad. Verwendet wird dafür reinstes Olivenöl, denn die Olive speichert in ihrem fetten Fruchtfleisch die Wärmekraft der Mittelmeersonne. Über das Öldispersionsbad bekommt der Organismus so eine gute Portion gespeicherte Sonnenlichtqualität. Die Haut fungiert dabei als Sinnesorgan. Der ganze Körper wird im Bad von einem feinen Ölmantel umgeben, der die Haut pflegt. Teilweise werden die dem Öl zugesetzten ätherischen Öle aus Heilpflanzen aber auch resorbiert. Sie lassen sich noch etwa eine bis zwei Stunden lang im Blut nachweisen, werden dann aber rasch abgebaut. Die Heilpflanzenzusätze zum Olivenöl sind vielfältig: Lavendel, Rosmarin, Eukalyptus, Schachtelhalm, Kamille, Rose, Schafgarbe, Zitrone und viele

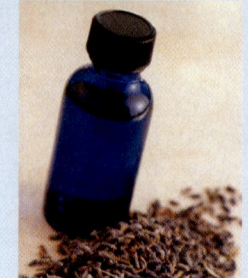

andere – je nachdem, welche Anteile im Organismus gestärkt oder ausgeglichen werden sollen.

Das Badewasser soll etwa 1 Grad unter der normalen Körpertemperatur liegen, um den gesamten Wärmeorganismus des Körpers anzuregen. Es ist aber wichtig, dass der Patient im Bad nicht friert. Nach dem etwa 15–20-minütigen Bad (mit oder ohne Bürstenmassage) wird der Körper nicht abgetrocknet, sondern nur in ein großes Moltontuch oder Laken gehüllt. Bis zur Nasenspitze in Wolldecken gehüllt, soll er eine bis zwei Stunden nachruhen, damit sich die heilsamen Wirkungen der Öle voll entfalten können.

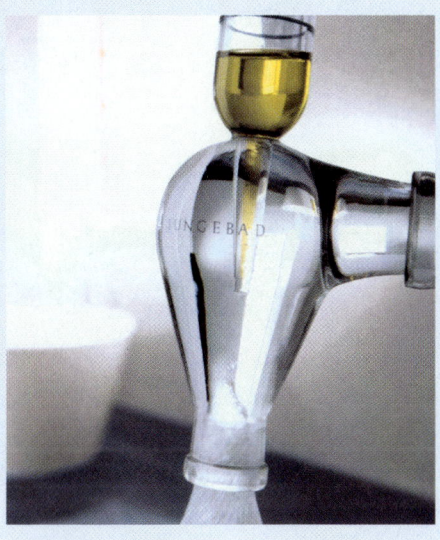

Öldispersionsbäder sind in jeder Lebenslage sinnvoll (auch bei Erwachsenen), vor allem aber bei Kindern mit sehr empfindlicher Haut, bei Ekzemen oder Neurodermitis. Diese Ölbäder sind eine genussvolle Gesundheitspflege für die ganze Familie!

Bezugsadresse für die Armatur:
Jungebad KG,
Heckenweg 30, 73087 Bad Boll,
Telefon 0 71 64-1 44 61, oder im Internet
unter www.jungebad.com

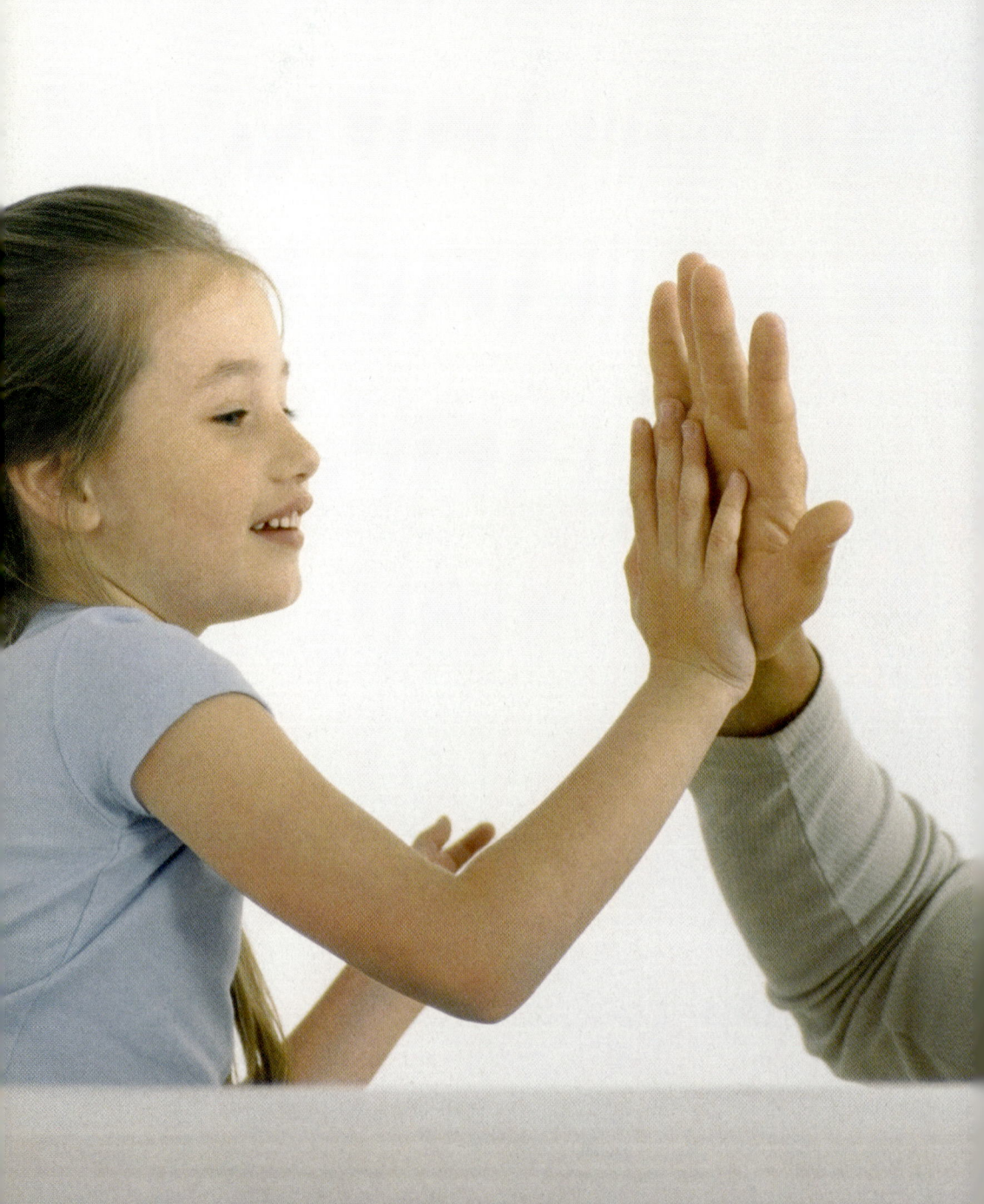

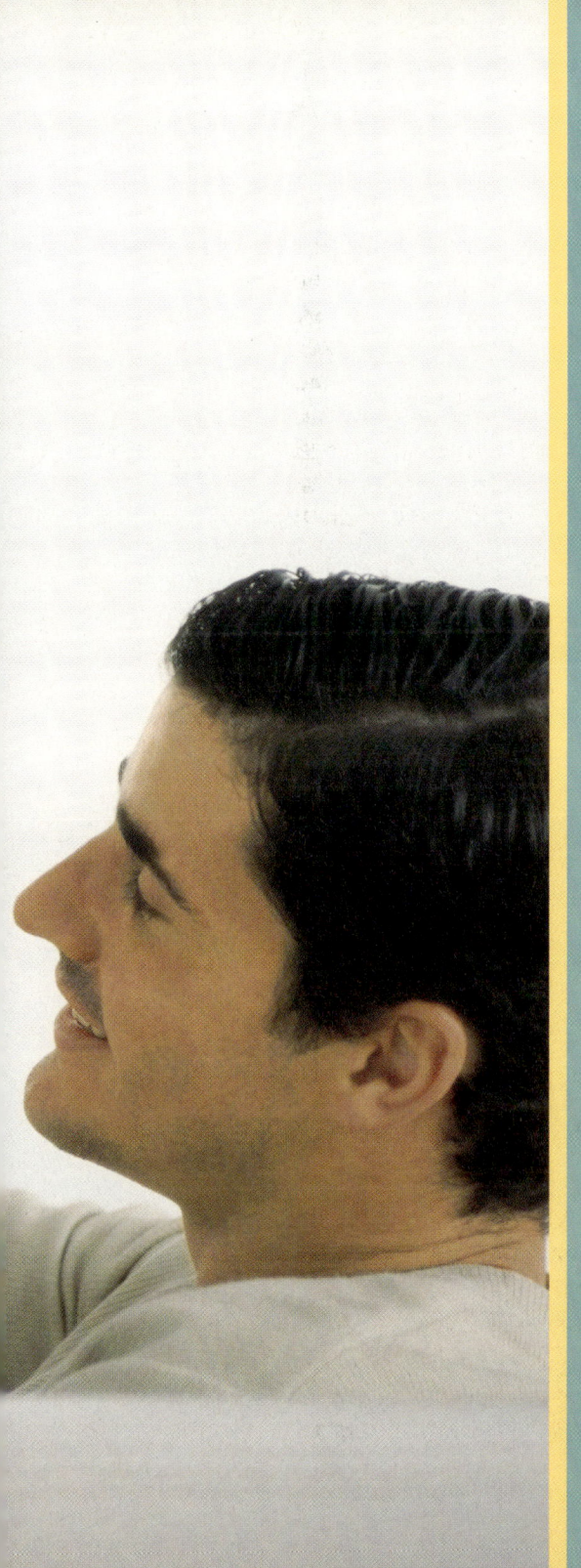

Rat und Hilfe in allen Krankheitslagen

Lesen Sie hier, was Sie in verschiedenen Krankheitssituationen für Ihr Kind tun können, welche Medikamente ratsam sind und wann Sie unbedingt einen Kinderarzt aufsuchen sollten. Die jeweils sinnvollen Arzneimittel sind am Schluss eines jeden Abschnitts zusammengestellt.

Nervensystem

Zappelkinder

Nicht jedes lebhafte Kind, das einen starken Bewegungsdrang hat, muss als „hyperaktiv" abgestempelt werden. Vieles ist konstitutionell bedingt: Je nachdem, wie Mutter und Vater oder Geschwisterkinder agieren, verhält sich auch das Kind. Oder es hat bestimmte Anlagen geerbt, die sich nun Bahn brechen. Wenn Kinder schnell nervös werden oder sich nicht auf einen Vorgang konzentrieren können, wenn sie ständig nach Bewegung suchen, ist es eine der wichtigsten Maßnahmen, ihrem Alltag eine absolut zuverlässige, ständig wiederkehrende Struktur zu geben. Denn so ein Rhythmus vermittelt Sicherheit und Ruhe. Konkret bedeutet das:

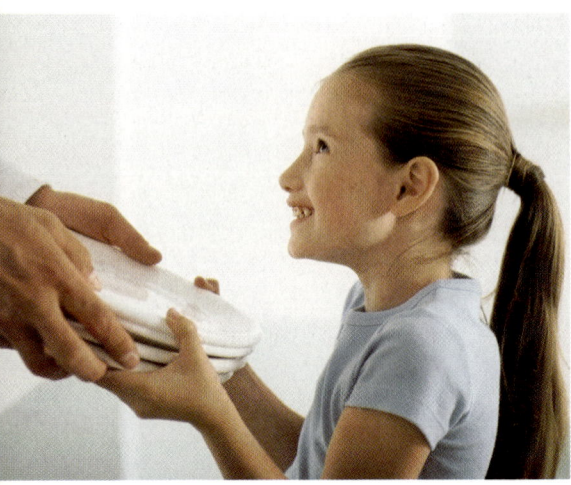

▎ Feste Zeiten einhalten für Aufstehen, Frühstücken, Mittagessen, Nachmittagspause, Abendessen, Körperpflege und Schlafengehen.
▎ Nachvollziehbare, sinnvolle Regeln aufstellen und einhalten: Mit dem Essen erst anfangen, wenn alle am Tisch sitzen und das Essen verteilt ist. Tischdienste verteilen (aufräumen, abdecken, abwaschen oder Spülmaschine ein-/ausräumen).
▎ Rituale in den Alltag einbauen: Zum Schlafengehen jeden Abend eine Geschichte vorlesen. Oder am Bett sitzend den ganzen Tag noch einmal Revue passieren lassen. Im Dialog mit dem Kind können dann auch konfliktträchtige Situationen aus der jeweiligen Position mit Abstand betrachtet und aufgelöst werden. Am Samstagnachmittag immer eine Runde spielen. Gemeinsam einen Sonntagskuchen backen.

Viele vermeintlich hyperaktive Kinder haben einfach einen sehr großen Bewegungsdrang, Jungen häufiger als Mädchen. In einer Zeit, in der Fernsehen und Computer eine wichtige Rolle spielen, kommt die Bewegung, das Spiel im Freien, häufig zu kurz. Oft hilft es schon, die Zeiten des Stillsitzens vor Fernseher oder Computer drastisch zu reduzieren oder ganz zu streichen und stattdessen spannende Ausflüge in die Natur zu machen. Bei Kleinkindern genügt es oft schon, sie kräftig in Anspruch zu nehmen: mit Bergwandern, Schwimmen oder kräftigem Toben auf einem großen Spielplatz. Frische Luft macht immer müde und hungrig und lässt gut schlafen!

Schulkinder können beim Ausflug altersgemäße Aufgaben gestellt bekommen: von der Schnitzeljagd über die Schatzsuche bis hin zu Vogelbeobachtungen, Baumbestimmungen, Wanderungen in abgelegene Gebiete über 1–2 Tage mit Übernachtung im Freien (Zelt). Dabei können sich die Kinder anders und neu wahrnehmen. Sie spüren, dass sie zu einem großen Ganzen gehören. Sie können in einen Zusammenhang eintauchen, den virtuelle Medien nie vermitteln können.

Medikamentös können Globuli mit Argentum/Rohrzucker oder Tropfen mit Bryophyllum Argentum cult. Rh D 3 ausgleichend wirken, vor allem, wenn das Kind zitterig und aufgeregt ist.

Äußere Anwendungen

Bei zappeligen, nervösen Kindern kann eine Fußwaschung wahre Wunder vollbringen (siehe Seite 27). Manche schlafen in der nachfolgenden kurzen Ruhepause sofort ein. Die Fußwaschung kann man auch gut in den Vor- oder Nachmittag integrieren.

Sie können die Füße auch mit Malvenöl oder einer Kupfer-Salbe einreiben.

Und: Achten Sie darauf, dass die Kinder warm genug angezogen sind. Frieren macht zappelig!

Sinnvoll ist eine Ganzkörpereinreibung vor dem Schlafengehen mit Solum Öl. Oder ein ansteigend warmes Wannenbad: Das Kind in die mit etwa 35–36 °C warmem Wasser halb gefüllte Wanne setzen und heißes Wasser über den Duschkopf unter Wasser zulaufen lassen, so dass das Wasser immer wärmer wird. Dem Wasser evtl. etwas Rosen- oder Lavendelöl (in Vollmilch oder Sahne verschüttelt) oder Lavendel-Badezusatz zusetzen.

Auch ein Bauchwickel mit Lavendelöl (siehe Seite 26) kann dem Kind zu mehr Ruhe verhelfen und den Bewegungsdrang eindämmen.

Ein Jungebad (siehe Seite 30) mit dem Zusatz von Lavendel- oder Rosenöl ist ebenfalls zwei- bis dreimal wöchentlich ratsam (immer an denselben Wochentagen, die somit zum „Badetag" werden).

Alle genannten ätherischen Öle wirken wärmend, hüllebildend und ausgleichend.

Sinnvolle Arzneimittel

- Argentum/Rohrzucker, Globuli (Wala)
- Bryophyllum Argentum cult. Rh D 3 Dil., Tropfen (Weleda)
- Kupfer Salbe rot (Wala) oder Cuprum metallicum praeparatum 0,4 %, Ölige Einreibung (Weleda)
- Lavendelöl: Lavandula, Oleum aethereum 10 % (Wala)
- Lavendel Bad (Dr. Hauschka)
- Malvenöl (Wala)
- Passiflora Kinderzäpfchen (Wala)
- Rosenöl (Rosa e floribus 10 %, Oleum, Wala)
- Solum Öl (Wala)
- Wildrosenöl (Weleda).

Schwäche/Erschöpfung

Viele Kinder werden im Spätherbst oder frühen Winter matt, fühlen sich erschöpft und beginnen zu kränkeln. Dann wirken folgende Maßnahmen stabilisierend:

- Dem Kind jeden Morgen einen Esslöffel Sanddorn- oder Schlehenelixier (oder -Ursaft) geben.
- Den ganzen Winter über morgens Prunuseisen (5 Kügelchen) einnehmen lassen. Ab dem Schulkindalter kann Meteoreisen gegeben werden (Meteoreisen Globuli Wala oder Ferrum Sidereum Trit. Weleda). Meteoreisen ist rein metallisches Eisen und stammt aus Meteoriten, also direkt aus dem Kosmos, und kann wegen seiner Reinheit und aufgrund seiner Verwandtschaft zum eisenhaltigen Blutfarbstoff Hämoglobin auf den gesamten Organismus stärkend und erdend wirken.
- Schulkinder kann eine Rosmarin-Abwaschung am Morgen erfrischen und stabilisieren: den ganzen Kinderkörper mit einem in Rosmarin-Bad angefeuchteten Waschlappen abreiben, mit dem Handtuch nur trockentupfen und anschließend sofort warm anziehen.
- Ähnlich wirkt auch ein Jungebad mit Rosmarinöl (morgens oder mittags).
- Warm anziehen: Unterwäsche (Hemdchen, Leggings) aus Wolle/Seide (70 % Wolle, 30 % Seide, waschmaschinentauglich). Socken aus Wolle oder Wollegemisch. Im Freien immer eine Mütze tragen, die die Ohren vollständig bedeckt.
- Einmal in der Woche ein heißes Salzbad bereiten: 500 Gramm Salz (z. B. vom Toten Meer oder grobes Meersalz aus dem Mittelmeer oder Himalaya-Salz) im ca. 38–39 °C warmen Badewasser auflösen und das Kind 15 Minuten darin baden lassen. Anschließend gut abrubbeln, warm einpacken und sofort ins mit Wärmflaschen vorgewärmte Bett. Wasser, Wärme und Salz wirken gleichermaßen lösend

und ausgleichend. Manche Kinder haben anschließend einen Tag Fieber und schwitzen alles, was Körper und Seele belastet, heraus – dann bleiben sie am besten im Bett. Anschließend erscheinen sie wie „frisch gewaschen" und gestärkt.

▌ Viel Bewegung an der frischen Luft, auch bei Wind und Wetter, stabilisiert den Kreislauf und härtet ab.

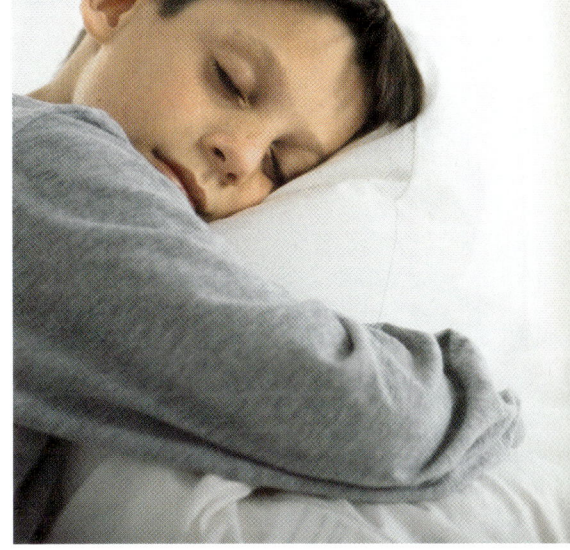

Bei diesen Anzeichen zum Arzt

Wenn die Erschöpfung trotz der genannten Maßnahmen länger als eine Woche anhält oder wenn zusätzlich Schwindel auftritt (vorwiegend bei älteren Kindern vor und in der Pubertät), sollten Sie einen Arzt aufsuchen.

Sinnvolle Arzneimittel

▌ Für ältere Kinder: Meteoreisen, Globuli (Wala) oder Ferrum sidereum D 6, Pulver (Weleda)

▌ Für Kleinkinder: Prunuseisen, Globuli (Wala)

▌ Rosmarin Bad (Dr. Hauschka)

▌ Rosmarinöl: Rosmarinus, Oleum aethereum 10 % (Wala)

▌ Sanddorn-/Schlehenelixier (Weleda)

▌ Totes-Meer-Badesalz oder grobes Meer- bzw. Himalayasalz.

Augen

Bindehautreizung

Die meisten Mütter bekommen einen Riesenschreck, wenn ein Säugling oder Kleinkind morgens jammernd mit völlig verklebten Lidern im Bett liegt. Vor lauter Sekret kann das Kind die Augen nicht öffnen. Ursache ist meist eine Bindehautentzündung – aufgrund von zu viel Zugluft (geöffnetes Autofenster, Cabrio) oder im Rahmen einer Erkältung (z. B.

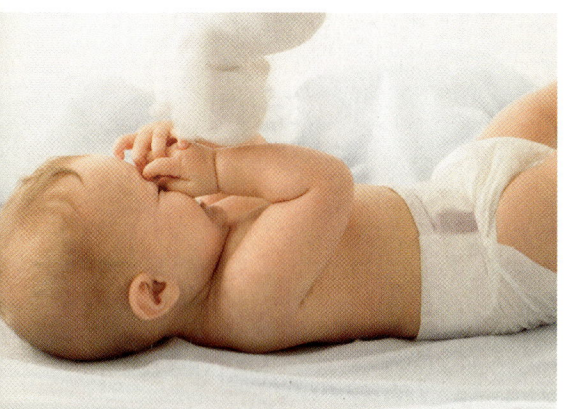

Schnupfen!). Auch ein Heuschnupfen kann die Augen so reizen, dass sie vom Sekret ganz verklebt sind. Dies passiert häufig nachts, weil das Auge während des Schlafens kaum Tränenflüssigkeit absondert. Gereizte Bindehaut sondert dann vorwiegend Sekret ab, wobei die Feuchtigkeit über Nacht verdunstet. Dann trocknet das schleimige Sekret ein und verklebt die Wimpern. Das sieht zwar bedrohlich aus, ist aber meistens nur halb so schlimm. Am wichtigsten ist es deshalb, die Ruhe zu bewahren und das Kind nicht zu ängstigen.

Träufeln Sie etwas Euphrasia Augentropfen auf die Krusten und legen Sie ein mit den Tropfen befeuchtetes Taschentuch auf die Lider. Wenn keine Augentropfen im Haus sind, genügt auch lauwarmes oder kühles Wasser. Die Auflage mehrfach erneuern, bis sich die Krusten ablösen. Achten Sie darauf, dass das Kind nicht in grelles Licht blickt,

wenn es die Augen aufschlägt – das ist unangenehm.

Haben sich die Krusten gelöst, mehrmals täglich Augentropfen mit Calendula D4 (Ringelblume) oder Euphrasia (Augentrost) oder Mercurialis Augentropfen ins Auge träufeln (Unterlid nach unten ziehen, nach oben schauen lassen und 1–2 Tropfen ins Unterlid fallen lassen). Das fühlt sich angenehm kühl und feucht an, so dass das Kind gleich nach dem ersten Mal keine Angst haben wird, sich die Tropfen ins Auge träufeln zu lassen. Nur beim ersten Mal müssen Sie mit etwas Geschrei rechnen, das aber sofort nachlässt, wenn Sie die Tropfen beherzt und schnell einträufeln und das Kind den lindernden Effekt spürt.

Ersatzweise können Sie auch schwarzen Tee nehmen (wirkt über die Bitterstoffe zusammenziehend). Kompressen mit abgekühltem Tee aus Ringelblumen-Blüten sind ebenfalls geeignet, um die Entzündung rasch abklingen zu lassen.

Achtung: Verwenden Sie keinen Kamillentee – Kamille wirkt leicht allergisierend und austrocknend.

Stark verklebte Lider können Sie auch mit etwas Euphrasia Augensalbe bestreichen, das darin enthaltene Fett löst die Krusten. Keine Sorge – die Salbe ist so zusammengesetzt, dass sie im Auge nicht brennt.

Häufig entsteht eine Bindehautentzündung im Zusammenhang mit einem heftigen Schnupfen. Deshalb ist es immer sinnvoll, auch die Nase in die Behandlung mit einzubeziehen und dafür zu sorgen, dass sie nicht verstopft ist (siehe Schnupfen, Seite 40).

Wenn eine Bindehautentzündung immer wieder oder wenn sie gehäuft im Frühjahr auftritt, kann es sein, dass es sich um eine allergische Reaktion auf Blütenpollen (Birke, Hasel, Erle) handelt. In diesem Fall helfen Gencydo 0,1 %-Augentropfen (Weleda).

Bei diesen Anzeichen zum Arzt

Wenn sich die Bindehautentzündung nach zwei Tagen noch nicht merklich gebessert hat, sollte sich ein Arzt die Augen ansehen.

Sinnvolle Arzneimittel

- Calendula D4 Augentropfen (Weleda)
- Euphrasia Augentropfen (Wala)
- Euphrasia comp. Augensalbe (Weleda)
- Mercurialis Augentropfen (Wala).

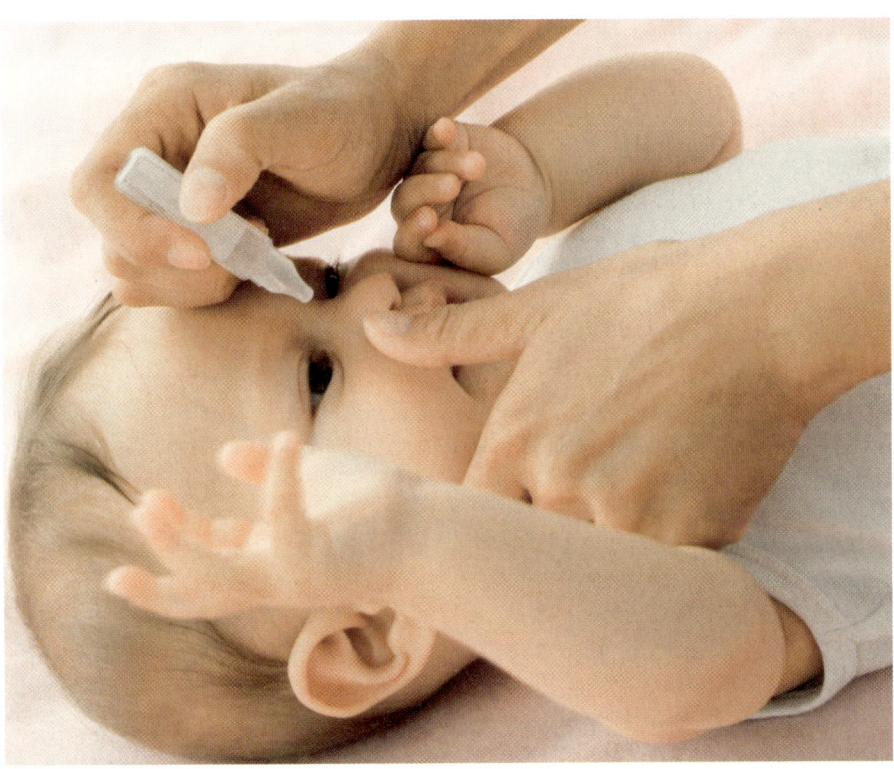

Hals, Nase, Ohren

Schnupfen

Schnupfen ist vor allem für Säuglinge ein Problem, weil sie beim Trinken durch die Nase atmen müssen, was mit verstopfter Nase kaum geht – also ist auch das Stillen schwierig. Wahre Wunder wirken in solchen Situationen ein paar Tropfen Muttermilch, die in die Nase geträufelt werden, bevor das Kind angelegt wird. Muttermilch enthält Antikörper, die mit dazu beitragen, dass die entzündete Schleimhaut in der Nase abschwillt. Fertignahrung hat diese Wirkung nicht! Bei Flaschenkindern sollte etwas 0,9%ige Salzlösung in die Nase gesprüht werden, sie lässt das Sekret besser abfließen und macht die Nase vorübergehend frei. Wenn das nicht ausreichend hilft, kann Nasenbalsam verwendet werden, bei Säuglingen auch einfach am Naseneingang.

Bei größeren Kindern ist es wichtig, den Schnupfen tagsüber ordentlich in Fluß zu bringen. Das geht besonders gut durch Inhalieren von Salzlösungen, am besten mit einem Inhalator (gibt's in Apotheken oder im Kaufhaus). Hilfreich ist die mehrmalige Anwendung von Salzlösungen, Euphorbium-Sprühlösung, öligen Nasentropfen oder Nasenbalsam für Kinder.

Gut zu wissen

Richtig Nase putzen

Viele Menschen putzen sich zwar die Nase – aber häufig falsch – und bringen es deshalb auch ihren Kindern falsch bei. Lautstarkes Schneuzen z. B. ist bei Schnupfen eher schädlich: Der kurze, aber heftige Druck schleudert den Schleim mitsamt den Viren nach oben und direkt in die Nebenhöhlen hinein. Dort kann er sich dann ablagern und liefert Entzündungsbakterien einen prima Nährboden. Besser ist es, beim Naseputzen jeweils ein Nasenloch mit dem Taschentuch zu verschließen und durch das andere Nasenloch das Sekret auszuschneuzen. Dann wird tatsächlich alles nach unten gepresst. Bei Kleinkindern, denen ein derart differenziertes Ausschneuzen noch nicht möglich ist, ist es häufig ratsamer, den Schleim immer wieder hochziehen zu lassen, auch wenn das nicht gerade appetitlich klingt. Dabei fließt das Sekret in den Rachen und wird in den Magen verschluckt, wo die Magensäure den im Sekret enthaltenen Schnupfenviren zuverlässig den Garaus macht!

Bei Kleinkindern ab 2 Jahren abends vor dem Einschlafen Plantago-Bronchialbalsam auf Brust und Rücken einreiben. Die aufsteigenden Aromen riechen angenehm und lassen freier atmen.

Auch Senfmehl-Fußbäder sind sehr wirkungsvoll. Lösen Sie einen Esslöffel Senfmehl in heißem Wasser und tauchen Sie die Füße des Kindes bis zur Wade darin ein. Wenn es zu warm wird, die Füße herausnehmen und abtrocknen.

Innerlich können Sie Agropyron Globuli. oder Sambucus comp. Globuli geben.

Ätherische Öle in höherer Konzentration sind bei Kleinkindern nicht ratsam, weil sie dazu führen können, dass sich die Bronchien verengen.

Bei diesen Anzeichen zum Arzt

Wenn Schmerzen hinter dem Jochbein (rechts und links neben der Nase), in der Stirn oder im Oberkiefer auftreten, sollten Sie das Kind einem Arzt vorstellen. Diese Anzeichen legen nahe, dass sich die Schleimhaut in den Nasenneben-

höhlen entzündet hat, was ärztlich behandelt werden sollte.

Tritt der Schnupfen in auffälligem Zusammenhang mit Pollenflug auf, ist die Nase vorwiegend nachts verstopft oder schwellen die Schleimhäute an, sobald ein Tier in der Nähe ist, handelt es sich vermutlich um einen allergischen Schnupfen auf Blütenpollen, Hausstaubmilben oder Tierhaare, der immer ärztlich behandelt werden sollte. Dafür stehen z.B. Heuschnupfen-Spray (Weleda) oder Gencydo-Nasentropfen/Nasenspray (Weleda) zur Verfügung.

Sinnvolle Arzneimittel

- Agropyron Globuli (Wala)
- Euphorbium comp. Sprühlösung (Heel)
- Nasenbalsam für Kinder (Wala) oder Nasenöl (Weleda)
- Plantago Bronchialbalsam (Wala)
- Rhinodoron Nasenspray (Weleda)
- Sambucus comp., Globuli (Wala)
- Senfmehl (Apotheke).

Husten

Alles, was den Rachen oder die Bronchien reizt, veranlasst zum Husten: zu viel Schleim, Staub, Rauch, Fremdkörper, aber auch Krankheitskeime wie Viren und Bakterien bzw. deren entzündliche Stoffwechselprodukte. Husten ist also

per se kein Zeichen von Krankheit, sondern eine gesunde Reaktion des Organismus, der die Atemwege damit von Fremdkörpern, z.B. Staub, befreit. Ist es aber nicht nur ein solches normales Hüsteln, sondern ein richtiger Husten, stellt sich die Frage: Wofür steht er? Was zeigt er an? Denn Husten kann Anzeichen für eine ganze Reihe von Krankheiten sein und muss dann auch entsprechend unterschiedlich behandelt werden:

▪ Virus-Infektion der Atemwege
▪ Lungenentzündung
▪ Keuchhusten
▪ Krupp-Husten
▪ Asthma
▪ verschluckter Fremdkörper.

Hier soll vor allem auf die häufig vorkommende Virus-Infektion der Atemwege eingegangen werden; alle anderen hier genannten Ursachen sollten ärztlich behandelt werden.

Jedes Kind hat mehrmals im Jahr einen solchen „banalen" Husten. Typisch dafür ist, dass der Husten nachts stärker ist als tagsüber und mit einem deutlichen Kratzen oder Wundsein im Hals verbunden ist, das ständig erneut zum Husten reizt. Dann helfen diese Hausmittel:

▪ Möglichst häufig etwas lutschen, was die Speichelbildung fördert und damit den Hals „schmiert", z.B. Salbei Dragees, Hustenbonbons.
▪ Einen Teelöffel mit Plantago-Hustensaft oder Flechtenhonig in den Mund nehmen und den Löffel im Mund behalten, bis Saft oder Honig vollständig abgelutscht worden sind. Auf diese Weise verteilt sich das Mittel langsamer im Mund und der „Schmier-

effekt" hält länger an. Das geht bei Kindern ab zwei Jahren.
▪ Viel trinken, damit sich der Schleim lösen kann. Gute Hustentees sind Salbei- und Thymiantee.
▪ Hustensaft mit Efeuextrakt hilft mit, den Schleim rasch zu verflüssigen, damit er abgehustet werden kann.
▪ Damit der Husten die Nachtruhe nicht stört, abends vor dem Schlafengehen Brust und Rücken mit Plantago Bronchialbalsam einreiben.
▪ Kopf erhöht lagern (zwei Kissen statt eines). Liegt der Kopf sehr flach, fließt das in den Bronchien vermehrt gebildete Sekret in den Rachen und löst dort ständig erneut Hustenreiz aus.
▪ Ein Brustwickel mit Lavendelöl (siehe Seite 26) lässt tief atmen und ruhig schlafen.
▪ Bei trockenem Reizhusten hilft auch ein heißer Zitronenwickel: In einer Schüssel die Schale einer halbierten ungespritzten Zitrone unter Wasser mehrfach einritzen. Anschließend die Zitrone mit einem Becher oder Wasserglas unter Wasser plattdrücken und auf diese Weise den Saft ausquetschen. Das Innentuch des Wickels (siehe Seite 25) in dieses Zitronenwasser einlegen und gut auswringen. Sofort auf die ganze Brust auflegen, Zwischentuch drüberlegen, den Oberkörper mit dem wollenen Außentuch fest umwickeln, und das Kind warm zudecken. Der Wickel sollte 30 bis 60 Min. liegen bleiben. Tritt starker Juck-

reiz auf, nehmen Sie den Wickel sofort ab und waschen die Haut mit warmem Wasser ab – manche Kinder reagieren empfindlich auf die ätherischen Zitrusöle. Wechseln Sie dann besser zu einem Lavendel-Ölwickel (siehe Seite 26), einem Thymiantee-Wickel (siehe unten) oder zu einer Kartoffelauflage (siehe unten). Wenn das Kind den Wickel gut verträgt, kann er auch über Nacht liegenbleiben.

Achtung: Da Kinder unter drei Jahren eine sehr empfindliche Haut haben, sollten Sie diesen Wickel bei ihnen nicht machen.

▪ Eine Kartoffel-Auflage für die Brust ist rasch hergestellt: Kartoffeln abbürsten und kochen. Ungeschält auf das Innentuch legen und dieses von allen vier Seiten um die Kartoffeln schlagen, so dass ein kleines Päckchen von der Fläche der kindlichen Brust entsteht. Nun mit einem Holzbrettchen die Kartoffeln im Päckchen zerdrücken. Ist es nicht mehr zu heiß (Temperatur am besten am Handrücken prüfen), legen Sie das gesamte Päckchen mit der dünnen Tuchschicht (also nicht mit den eingeschlagenen Seitenteilen) auf die Brust des Kindes und wickeln das Außentuch darüber. Ein Zwischentuch ist hier nicht nötig. Die Kartoffel-Auflage etwa 30 Minuten liegen lassen (bis sie abgekühlt ist). Anschließend die Brust mit etwas Lavendelöl oder Plantago Bronchialbalsam einreiben und das Kind eine Stunde nachruhen lassen. Kartoffeln anschließend wegwerfen und das Innentuch waschen.

Die Kartoffeln halten sehr gut die Wärme und wirken krampflösend.

▪ Nächtlicher Reizhusten legt sich auch gut mit Archangelica comp. Globuli. Bei rotem Rachen ist Pyrit/Zinnober als Tablette nützlich.

▪ Schulkinder und Jugendliche profitieren von einem Jungebad (siehe Seite 30) mit Eukalyptusöl. Eukalyptus entkrampft und entschleimt.

▪ Unterstützend können Sie Umckaloabo-Tropfen geben, außerdem Globuli mit Drosera D 6 oder Causticum D 12, besonders bei trockener Heiserkeit, bei eitrigem Auswurf eher Sulfur jodat. D 6 (und den Arzt aufsuchen).

▪ Schlafzimmer nachts kühl halten und Fenster öffnen. Kleinkinder und Säuglinge in einen Schlafsack mit Wollvlies packen, dann können sie sich nicht freistrampeln.

▪ Hustenstiller mit chemischen Wirkstoffen wie Clobutinol, Codein, Dextromethorphan oder Pentoxyverin nur im Notfall anwenden, wenn der Lavendelwickel nicht ausreichend wirkt. Tagsüber dürfen diese Mittel keinesfalls gegeben werden, weil sie verhindern, dass der sich lösende Schleim abgehustet werden kann.

Bei diesen Anzeichen zum Arzt

Wenn der Husten länger als zehn Tage bis zwei Wochen anhält, sollte der Arzt die Lunge abhorchen.

Wenn plötzlich nachts bellender Husten und pfeifende Atemgeräusche und/oder Luftnot auftreten, besteht vermutlich eine Entzündung im Bereich von Kehlkopf und Rachen – typische Hinweise für einen Pseudo-Krupp-Husten. Rufen Sie dann sofort den Notarzt. Bis er eintrifft, sollten Sie das Kind an die frische Luft bringen: Fenster öffnen, auf Balkon oder Terrasse gehen und die feuchtkühle Nachtluft atmen lassen. Oft beruhigt sich der Hustenanfall damit. Trotzdem sollte der Arzt nachsehen, ob alles in Ordnung ist. Manchmal ist es auch nötig, das Kind im Krankenhaus medikamentös weiterzubehandeln.

Ein pfeifendes Einatemgeräusch kann darauf hindeuten, dass das Kind einen Fremdkörper verschluckt hat. Auch dann müssen Sie sofort einen Arzt rufen.

Knisternde Atemgeräusche, beschleunigte Atmung, ein deutliches Krankheitsgefühl, ausgeprägte Mattigkeit, Appetitlosigkeit und hohes Fieber können Ausdruck einer Lungenentzündung sein. Sie muss immer ärztlich behandelt werden (allerdings sind auch dann nicht zwangsläufig Antibiotika erforderlich).

Wenn das Kind anfallsweise stakkatoartig hustet und zähen, fadenziehenden Schleim produziert, deutet das auf einen Keuchhusten hin. Was Sie über die Behandlung dieser Krankheit wissen müssen, lesen Sie auf Seite 90.

Sinnvolle Arzneimittel

- Archangelica comp., Globuli (Wala)
- Bronchi Plantago, Globuli (Wala)
- Causticum Hahnemanni D 12, Tropfen (Weleda)
- Drosera D 6, Tropfen (Weleda)
- Efeuextrakt, Tropfen oder Saft (z. B. Prospan)
- Flechtenhonig (Weleda)
- Lavendelöl: Lavandula, Oleum aethereum 10 % (Wala) oder Oleum aethereum Lavandulae 10 % (Weleda)
- Plantago Bronchialbalsam (Wala)
- Plantago Hustensaft (Wala)
- Pyrit/Zinnober, Tabletten (Weleda)
- Salbei und Thymian (getrocknet, für Tee)
- Salbei Dragees (Wala)
- Sulfur jodat. D 6, Tabletten (DHU)
- Umckaloabo-Tropfen (Spitzner).

Halsschmerzen/Angina

Wenn ein Kind starke Halsschmerzen hat, geraten viele Mütter in Panik: Ist es womöglich Scharlach? Rasch wird ein Termin beim Kinderarzt vereinbart, dieser nimmt vermutlich einen Abstrich, und schon beginnt ein Teufelskreis. Werden nämlich Streptokokken nachgewiesen – und das ist meistens der Fall, denn auch bei einem Drittel gesunder Kindergartenkinder fällt der Abstrich positiv aus –, kann der Arzt aus juristischen Gründen kaum etwas anderes machen, als Antibiotika zu verordnen. Man kann ja nie wissen, ob sich daraus nicht doch eine eitrige Mandelentzündung mit nachfolgender Organbeteiligung von Herz, Nieren oder Gelenken entwickelt, und ohne Antibiotikagabe könnten die Eltern den Arzt möglicherweise juristisch belangen. Aber nach einer Antibiotika-Behandlung bleibt der Abstrich oft nur eine bis zwei Wochen lang negativ, dann haben sich erneut Streptokokken vermehrt. Allerdings hat das kaum Krankheitswert, weil diese Bakterienart auch physiologischerweise vorkommt; erst wenn die Bakterien sich massenhaft vermehren, weil die Rachenschleimhaut oder die Schleimhaut auf der Oberfläche der Mandeln angegriffen ist, kann sich daraus eine eitrige Mandelentzündung entwickeln.

Ein positiver Streptokokken-Abstrich besagt normalerweise also wenig, und die Diagnose „Streptokokken-Angina" aufgrund eines Abstrichs ist eine recht zweifelhafte Angelegenheit. Dies umso mehr, als der Abstrich in 10–15 % der Fälle ein falsch negatives Ergebnis bringt – Streptokokken sind vorhanden, werden vom Test aber nicht angezeigt. Zusammen mit den falsch positiven Ergebnissen ergibt sich eine Versagensquote von bis zu 50 %. Damit kommt dem Abstrich kein hoher Aussagewert zu.

Besser ist es deshalb, sich bei der Frage: „Sind die Halsschmerzen bedrohlich oder nicht?" von anderen Symptomen leiten zu lassen (siehe Abschnitt „Bei diesen Anzeichen zum Arzt"). Und auch nicht vorschnell Antibiotika einzusetzen – diese sind meistens sowieso nicht

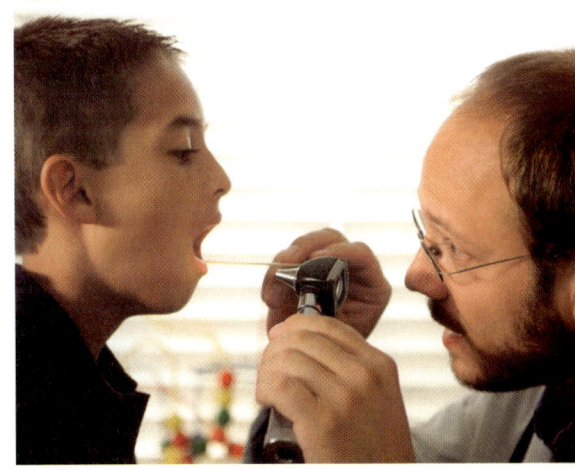

nötig, weil die Halsentzündung oder schmerzhafte Schluckbeschwerden am häufigsten durch Viren und nicht durch Streptokokken-Bakterien ausgelöst werden. Und gegen Viren sind Antibiotika wirkungslos.

Sinnvoller sind dann folgende Maßnahmen:

- Lassen Sie das Kind sofort mit einem Tee aus Calendula-Blüten oder Salbeiblättern gurgeln, und zwar so oft wie möglich im Lauf des Tages. Beim Gurgeln lösen sich die Beläge im Rachen und auf den Mandeln und werden ausgespuckt. Auch wenn das Kind versehentlich etwas von der Flüssigkeit verschluckt, macht das gar nichts; im Magen inaktiviert die Magensäure die Krankheitskeime, und die Tees sind eher zusätzlich heilsam, wenn sie mitgetrunken werden.
- Beim Gurgeln mit Bolus eucalypti comp. (Pulver) werden die virushaltigen Beläge gebunden und ausgespuckt, so dass sich die entzündete Schleimhaut rasch regenerieren kann. Die extrem fein vermahlene Tonerde löst sich schlecht in Wasser, deshalb während des Gurgelns die Lösung immer wieder mit einem Löffel verrühren, damit sich nicht alles am Boden des Bechers absetzt.
- Alle zwei Stunden sollte das Kind 6–8 Kügelchen Apis/Belladonna cum Mercurio langsam im Munde zergehen lassen.

- Dreimal täglich sind Tabletten mit Pyrit/Zinnober, Anis-Pyrit oder Zinnober D6 sinnvoll (lutschen lassen). Zinnober wirkt entzündungshemmend, antibakteriell und ausgleichend auf Stoffwechselprozesse.
- Ein Löffel Flechtenhonig – den Löffel im Mund lassen, bis der Honig ganz und gar abgelutscht ist! – legt einen angenehm glatten Film über die gereizte Schleimhaut und erleichtert das Schlucken.
- Joghurt- und Quarkspeisen sind bei entzündeter Rachenschleimhaut besonders angenehm. Achtung: keine kratzigen Flocken, Corn Flakes, Poppies oder Körner einstreuen. Müsli sollte es besser erst dann wieder geben, wenn die Halsschmerzen abgeklungen sind. Nahrhaft werden die Speisen, indem Sie etwas Hirse- oder Reisbrei (Fertignahrung für Kleinkinder) in warmem Wasser anrühren und in Quark oder Joghurt mischen. Auch Milchreis oder Griesbrei rutschen gut durch den empfindlichen Hals. Etwas Ahornsirup, Honig oder Sanddorn-Elixier sorgen für die nötige Süße und machen das Ganze angenehm geschmeidig.
- Lassen Sie das Kind möglichst viel lutschen: Pastillen aus Isländisch Moos oder Salbei Dragees.
- Eine Halskompresse mit Quark lindert die Halsschmerzen und dämmt die Entzündung ein: Quark (möglichst zimmerwarm) etwa einen halben

Zentimeter dick auf den mittleren Teil eines Herrentaschentuches streichen und die äußeren Enden darüber zusammenfalten, so dass ein Päckchen entsteht. Dieses mit der vorderen glatten Seite (nicht mit der Rückseite, wo die Seitenteile zusammenkommen) von vorne um den Hals legen (Wirbelsäulenbereich aussparen), mit einem Frotteehandtuch (Gästetuch) abdecken. Es kann sein, dass das Päckchen rasch „suppt" und Molke absondert. Diese können Sie mit einem weiteren Tuch, das Sie um den Hals legen, auffangen. Die Auflage abnehmen, sobald sie warm wird. Diese Kompressen können Sie im Lauf des Tages mehrfach wiederholen.

▎ Echinacea Mund- und Rachenspray können Sie zur Behandlung der Halsschmerzen, aber auch vorbeugend und in der Nachbehandlung einsetzen, um die Schleimhaut zu stabilisieren.

Es kann sein, dass eine Mandel- oder Rachenentzündung von Fieber bis 39 °C begleitet ist. Dieses sollten Sie möglichst nicht senken oder unterdrücken, weil es dazu beiträgt, dass der Organismus zügig mit den Viren fertig wird (siehe hierzu auch den Abschnitt Fieber, Seite 74). Manche Kinder erbrechen auch, was sich aber meist rasch wieder legt und meist kein Anlass zur Sorge ist.

Bei diesen Anzeichen zum Arzt

Wichtig ist es, eine eitrige Streptokokken-Angina von einer harmlosen Virus-Halsentzündung abzugrenzen. Eine eitrige Angina macht sich meist mit hohem Fieber und einer ausgeprägten Mattigkeit sowie starkem Krankheitsgefühl bemerkbar. In diesem Fall sollten Sie das Kind dem Arzt vorstellen. Er kann, aber er muss nicht unbedingt Antibiotika verordnen – das ist eine individuell zu treffende Entscheidung. Sie können auch versuchen, die Krankheit mit Bettruhe und allgemeinen Maßnahmen (siehe oben) in den Griff zu bekommen. Tritt nach zwei bis drei Tagen keine merkliche Besserung ein, können Sie immer noch auf eine Antibiotika-Behandlung ausweichen.

Sinnvolle Arzneimittel
▎ Anis-Pyrit, Tabletten (Weleda)
▎ Calendula-Blüten oder Salbeiblätter (getrocknet oder frisch)
▎ Apis/Belladonna cum Mercurio, Globuli (Wala)
▎ Bolus eucalypti comp. (Weleda)
▎ Echinacea Mund- und Rachenspray (Wala)
▎ Flechtenhonig (Weleda)
▎ Pyrit / Zinnober, Tabletten (Weleda)
▎ Salbei-Dragees (Wala)
▎ Zinnober comp., Pulver (Weleda).

Scharlach

Scharlach war früher eine schwere, meldepflichtige Erkrankung, bei der auf strenge Quarantäne geachtet wurde. Gefürchtet waren vor allem Folgeschäden an inneren Organen wie Herzschwäche, Nierenfunktionsstörungen oder Gelenkentzündungen. Heute sind die Behandlungsmöglichkeiten erheblich besser, und Scharlach hat seinen Schrecken weitgehend verloren.

Anzeichen

Die Krankheit wird zwar durch Streptokokken ausgelöst, ist aber weniger durch einen Abstrich als vielmehr an ihren typischen Anzeichen erkennbar. Vier Hauptsymptome sind maßgeblich:

- Hohes Fieber (39–40 °C), verbunden mit starkem Krankheitsgefühl, Erbrechen und Schüttelfrost. Nach drei bis vier Tagen geht das Fieber meist zurück.
- Hochroter Rachen, Gaumen und Mandeln sind stark entzündet. Der Hals schmerzt stark, so dass das Schlucken sehr schwer fällt und Essen kaum noch möglich ist.
- Weißlich belegte Zunge, die sich nach zwei bis vier Tagen schält und himbeerrot wird.
- Auch die Wangen sind auffallend rot, allerdings bleibt – ein typisches Scharlach-Zeichen – das Dreieck zwischen Mund und Nase immer auffallend blass. Das Gesicht erscheint scharf gezeichnet, die Haut ist trocken und spannt leicht. Am zweiten oder dritten Tag nach Krankheitsbeginn zeigt sich am Körper, oft auch nur am Rumpf, in den Leistenbeugen oder am Bauch, ein rötlicher, rauer Hautausschlag, der aussieht wie eine starke Gänsehaut mit roten Flecken. Wenn sich der Ausschlag nach drei bis vier Tagen zurückbildet, schält sich die Haut meistens, vor allem an den Fingerkuppen, häufig aber auch am gesamten Körper.

Wenn Sie solche Anzeichen bemerken, sollten Sie mit dem Kind unverzüglich zum Arzt oder ihn um einen Hausbesuch bitten. Das gilt auch, wenn das Kind über Gelenkschmerzen klagt oder ein Harnweginfekt auftritt.

Behandlung

Die Entscheidung, ob Scharlach mit oder ohne Antibiotika behandelt wird, muss immer individuell gemeinsam mit dem Kinderarzt getroffen werden – es gibt Argumente dafür und dagegen (siehe Kasten).

Damit die Halsentzündung rasch abklingt, sollten Sie das Kind möglichst oft mit Ringelblumenblütentee oder Bolus eucalypti comp. gurgeln lassen.

Gut zu wissen

Antibiotika – ja oder nein?

Das ist die Gretchenfrage bei jeder Scharlach-Erkrankung. Viele Eltern, Ärztinnen und Ärzte bejahen sie sofort, denn Antibiotika machen Streptokokken rasch und zuverlässig den Garaus. Fragt sich nur, für wie lange. Nicht selten ist nach zwei bis drei Wochen der Rachenabstrich wieder positiv, dann aber oft ohne Krankheitszeichen. Viele Eltern beobachten, dass die Kinder nach einer zehntägigen Antibiotikabehandlung zwar kein Scharlach mehr haben, dafür aber andere Infekte. Es ist, als würde sich nur die Ausdrucksweise ändern.

Dennoch: Antibiotika verkürzen eine sonst gut dreiwöchige Erkrankung auf acht bis zehn Tage, der Verlauf wird meist deutlich abgemildert, und es kommt kaum zu Folgeerkrankungen, die sonst nach sehr schwer verlaufendem Scharlach auftreten können (z. B. Entzündung der Herzinnenhaut). Ob Sie sich für oder gegen Antibiotika entscheiden, hängt maßgeblich davon ab, ob und wie Sie das Kind zu Hause pflegen können und wie gut es gelingt, dass es sich in der Erholungsphase nach überstandener Krankheit nicht überanstrengt. Es ist also immer eine individuelle Entscheidung, die Sie in Absprache mit dem Kinderarzt treffen sollten.

Wichtig ist in jedem Fall – auch bei einer Antibiotika-Behandlung –, dass die Kinder so lange geschont werden (kein Kindergarten, keine Schule, keine Besuche bei anderen Kindern, keine Zoobesuche oder ähnliche anstrengende Unternehmungen), wie sie noch nicht wieder ganz gesund erscheinen. Meist ist die Krankheit nach ein bis zwei Wochen ausgestanden. Bei einer Behandlung ohne Antibiotika kann es auch mal drei bis vier Wochen dauern – und das Kind sollte so lange auch konsequent zu Hause bleiben und geschont werden. Nicht selten entstehen Komplikationen vor allem dadurch, dass das Kind zu früh wieder belastet wurde.

Drei Wochen nach Abschluss der Behandlung sollte der Arzt das Herz abhorchen und den Urin auf Eiweiß untersuchen. Eine schwere Streptokokken-Infektion kann Herz und Nieren in Mitleidenschaft ziehen. Das kommt zwar sehr selten vor, sollte aber mit berücksichtigt werden und lässt sich mit diesen Tests leicht klären.

Bei diesen Anzeichen zum Arzt
Die Behandlung von Scharlach gehört grundsätzlich in ärztliche Hände.

Sinnvolle Arzneimittel
▌ Alles, was Sie zur Behandlung von hohem Fieber brauchen (siehe Seite 77f.).
▌ Bolus eucalypti comp., Pulver (Weleda)
▌ Getrocknete Ringelblumenblüten (Calendula, Apotheke).

Ohrenschmerzen/Mittelohrentzündung

Ohrenschmerzen kommen vor allem bei Kleinkindern unter drei Jahren häufig vor. 80–90 % der unter Zweijährigen erkranken mindestens einmal an einer Mittelohrentzündung, jedes fünfte bis jedes dritte von ihnen sogar über sechsmal.

Hauptgrund für die Entzündung ist eine mangelhafte Belüftung des Mittelohrs, meist weil die Schleimhäute in den Eustachischen Röhren, die Rachen und Mittelohr miteinander verbinden, im Rahmen einer Erkältung anschwellen. Häufig wird dann auch die Schleimhaut in der Paukenhöhle im Mittelohr mit erfasst und sondert vermehrt Sekret ab. Dadurch füllt sich das Mittelohr wieder mit Flüssigkeit, die für Krankheitskeime einen guten Nährboden abgibt und auf das Trommelfell einen schmerzhaften Druck ausübt.

Im Rahmen der Entzündung treten zusätzlich pulsierende Ohrenschmerzen auf, verbunden mit zunehmender Schwerhörigkeit und dumpfem Rauschen. Vorzugsweise beginnen sie am Abend oder in der Nacht – also dann, wenn kein Kinderarzt gut greifbar ist. Fieber über 38 °C kommt eher selten hinzu, dafür häufig Bauchweh, Übelkeit und Brechreiz.

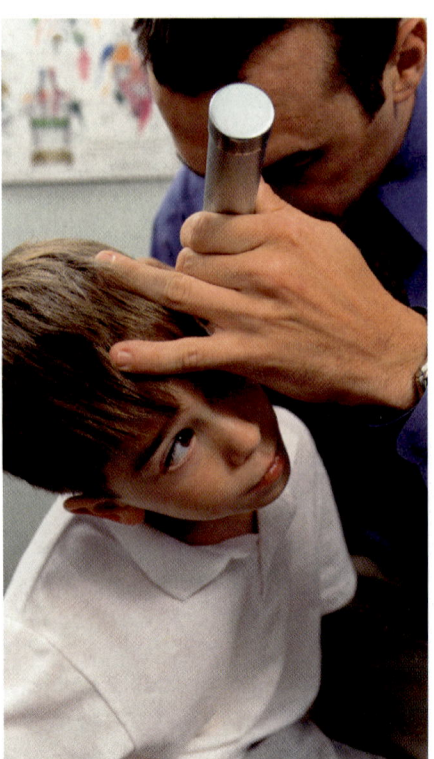

Bei einem Drittel der Kinder entleert sich die Paukenhöhle von selbst durch einen feinen Riss im Trommelfell, der folgenlos und rasch wieder verheilt. Es ist deshalb kein schlechtes Zeichen, wenn bei einer Mittelohrentzündung etwas Flüssigkeit aus dem Ohr herausläuft. Damit ist auch das Trommelfell entlastet, und die Schmerzen lassen schlagartig nach.

Um die unangenehmen Ohrenschmerzen rasch und effizient zu lindern, sind folgende Maßnahmen sinnvoll:

▪ Entzündungshemmend und schmerzlindernd wirkt ein Kamillensäckchen
auf dem Ohr. Eine Handvoll Kamillenblüten in ein dünnes Stofftaschentuch
einbinden und in einem Teller über
Wasserdampf erwärmen. Dafür einen
normalen Topf zur Hälfte mit Wasser
füllen, den Teller mit dem Kamillensäckchen wie einen Deckel obenauf
legen und mit dem eigentlichen Topf-
deckel abdecken. Nun das Wasser zum
Kochen bringen und ca. 20 Minuten
leise vor sich hin köcheln lassen. Der
aufsteigende Wasserdampf wärmt
den Teller von unten, ohne dass das
Kamillensäckchen feucht wird. Auf
diese Weise bleiben die ätherischen
Öle im Säckchen erhalten und entfalten ihre Wirkung, sobald das Säckchen
auf das Ohr gelegt wird. Mit einer
Schicht unversponnener Rohwolle
abdecken und mit Hilfe einer Mütze,
eines Stirnbands oder eines Kopftuchs
über dem Ohr fixieren. Das Säckchen
kann mehrere Stunden lang oder über
Nacht liegen bleiben und so lange immer wieder erwärmt und verwendet
werden, wie es angenehm duftet (ca.
fünfmal).

▪ Akut schmerzlindernd wirkt ein Zwie-
belsäckchen: Eine mittelgroße Zwie-
bel schälen und fein hacken. Die
Häcksel in einen dünnen Mullschlauch (etwa fingerdick, gibt es als
„Fingerling" in Apotheken) füllen und
wie das Kamillensäckchen trocken in
einem Teller über Wasserdampf er-

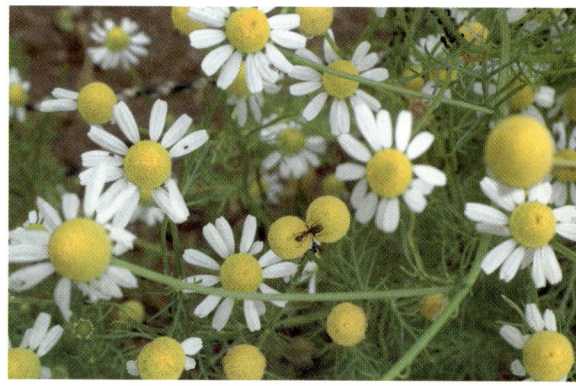

▲ Kamille

wärmen. Den Mullschlauch für eine
halbe bis eine Stunde hinter die Ohr-
muschel legen, mit Rohwolle abdecken und mit einer Mütze oder einem
Kopftuch fixieren. Das Zwiebelsäck-
chen kann auch über Nacht dranblei-
ben und sorgt meist für einen ruhigen,
ungestörten Schlaf.

▪ Wichtig ist, die Nase freizuhalten,
wenn die Mittelohrentzündung im
Zusammenhang mit einer Erkältung
auftritt: am besten mit Salzwasser-
Nasenspray, Nasenbalsam für Kinder,
Nasenöl oder -salbe. Kurzfristig können auch abschwellende Nasentropfen
mit dem chemischen Wirkstoff Xylo-
metazolin angezeigt sein. Damit sie
die Schleimhäute nicht austrocknen,
sollten diese Mittel jedoch höchstens
2–3 Tage lang und nicht häufiger als
2–3-mal täglich angewendet werden.

▪ Kinder jeden Alters sollten an kühlen
und kalten Tagen im Freien grundsätzlich eine Mütze tragen.

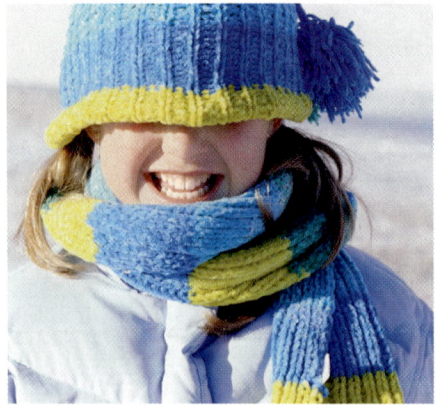

Aconitum (Eisenhut) ist eine der giftigsten, aber auch wirksamsten Heilpflanzen. Er wirkt harmonisierend auf alle überschießenden Stoffwechselprozesse – die hier am Mittelohr am falschen Platz und im falschen Maß vorhanden sind. Außerdem wirkt Eisenhut schmerzlindernd.

Levisticum ist der lateinische Name für Liebstöckel. Diese Pflanze kann in ihrem röhrenförmigen Stengel große Mengen Luft binden. Eine Pflanze, die die Luft derart verinnerlichen kann, ist auch in der Lage, die Belüftung des Mittelohrs anzuregen und die Luft- und Wärmeverteilung im Körper zu harmonisieren. Häufig wird Liebstöckel auch als Gewürz verwendet. Da Mittelohrentzündungen häufig von Störungen im Verdauungstrakt begleitet sind, ist die verdauungsanregende Wirkung ebenfalls von Vorteil.

- Studien haben gezeigt, dass Kleinkinder und Säuglinge, die einen Schnuller benutzen, häufiger an Mittelohrentzündung erkranken. Vermutlich wird durch das ständige Nuckeln zu viel Speichel gebildet, der dann im Erkältungsfall mit zur Verschleimung beiträgt. Wenn Sie Ihr Kind gar nicht erst an einen Schnuller gewöhnen, gibt es damit auch keine Probleme.
- Entzündungshemmend wirken auch Aconit Ohrentropfen, Apis Belladonna (Globuli), Apis/Levisticum I und II (Globuli), Argentum/Quarz (Globuli), Levisticum Ohrentropfen, Levisticum Rh D 3 (Tropfen), Levisticum H 10 % (Öl zum Einträufeln in den Gehörgang), Quarz D 12 (Globuli), Quarz 1 % (ölige Ohrentropfen) sowie Silicea comp. (Globuli).

Achtung: Die Ohrentropfen dürfen nicht verwendet werden, wenn das Trommelfell bereits geplatzt ist.

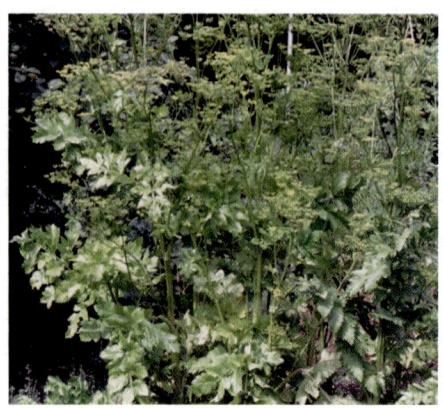

▲ Liebstöckel

Quarz ist aufgrund seiner kristallinen Struktur stark formbildend und wirkt ordnend auf Stoffwechselvorgänge und Durchblutung. Damit können sich entzündliche Vorgänge wieder regulieren.

Bei diesen Anzeichen zum Arzt

Wenn die Ohrenschmerzen länger als zwei Tage anhalten oder wenn ein Fingerdruck auf den knöchernen Fortsatz hinter dem Ohrläppchen stark schmerzhaft ist, sollten Sie mit dem Kind zum Arzt. Dieser „Warzenfortsatz" ist normalerweise luftgefüllt und druckunempfindlich. Ein Druckschmerz deutet darauf hin, dass sich hier ebenfalls Flüssigkeit gesammelt hat, was unter Umständen operativ behoben werden sollte.

Wenn Sie den Verdacht haben, dass ein Säugling Ohrenschmerzen hat, sollten Sie das Kind immer einem Arzt vorstellen, weil bei Säuglingen die Gefahr von Folgeproblemen im Mittelohr deutlich höher ist.

Sinnvolle Arzneimittel

- Aconit Ohrentropfen (Wala), zur äußeren Anwendung
- Apis Belladonna (Globuli, Wala)
- Apis/Levisticum I und II (Globuli, Wala)
- Argentum/Quarz (Globuli, Wala)
- Kamillenblüten (getrocknet)
- Levisticum Ohrentropfen (Wala) oder Levisticum Rh D 3 (Tropfen, Weleda) oder Levisticum H 10 % (Öl zum Einträufeln in den Gehörgang, Weleda)
- Quarz D 12 (Globuli, Wala) oder Quarz 1 % (ölige Ohrentropfen, Weleda), nach der akuten Phase
- Rhinodoron (Weleda) zum Befeuchten der Nasenschleimhaut
- Silicea comp. Globuli, (Wala), in der akuten Phase.

Gut zu wissen

Antibiotika meist nicht erforderlich

Knapp die Hälfte der Mittelohrentzündungen ist durch Viren bedingt und somit für Antibiotika primär unzugänglich. Aber auch wenn Bakterien im Spiel sind, brauchen nicht unbedingt Antbiotika eingesetzt zu werden. Denn Studien haben gezeigt, dass Mittelohrentzündungen unter einer anthroposophischen Therapie ohne oder nur sehr zurückhaltendem Einsatz von Antibiotika eher noch schneller, besser und vor allem dauerhafter abheilen als mit schulmedizinischen Maßnahmen, zu denen auch Antibiotika gehören.

Trotzdem werden vielen Kindern von Ärzten bei einer Mittelohrentzündung sofort Antibiotika verschrieben. Diese Praxis sollten Eltern infrage stellen. Lediglich bei Säuglingen unter einem Jahr kann es sinnvoll sein, rasch mit Antibiotika einzugreifen, um die Entzündung zu stoppen.

Haut

Hautpflege

Kinderhaut ist empfindliche Haut und braucht eine sorgfältige Pflege. Dabei lautet der oberste Grundsatz: Weniger ist mehr! Weniger Seife, Schaumbad und möglichst gar keine Duftstoffe oder Konservierungsmittel in Hautpflegeprodukten. Hier sind die wichtigsten Tipps für eine gute Hautpflege in verschiedenen Lebensabschnitten.

Säuglinge und Kleinkinder

Säuglinge und Kleinkinder haben eine besonders zarte und empfindliche Haut. Berücksichtigen Sie unbedingt folgende Hinweise:

▪ Kommt ein Baby mit „Käseschmiere" zur Welt, sollte diese keinesfalls abgewaschen werden – es ist die beste „Pflegecreme", die es gibt! Der weiß-

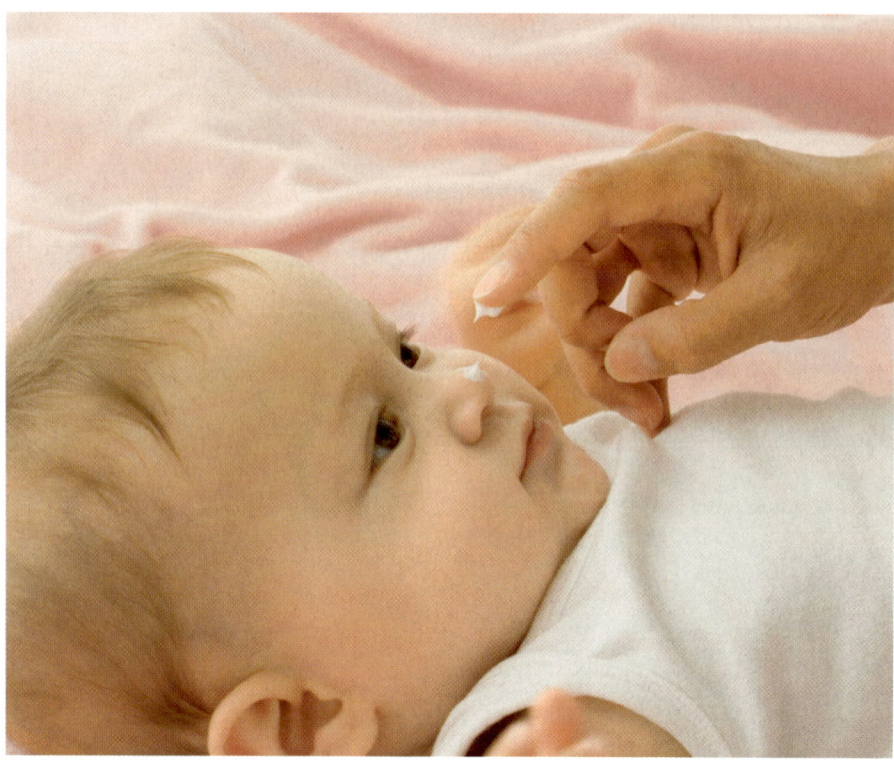

liche Belag schützt die empfindliche Babyhaut vor dem Austrocknen und zieht innerhalb eines Tages rückstandslos in die Haut ein.

- Keine Sorge, wenn in den ersten Lebenstagen kleine rote Stippchen im Gesicht auftreten. Diese „Neugeborenen-Akne" ist eine Anpassungsreaktion der Haut an die neue Umgebung und klingt im Lauf weniger Tage von allein ab.

- Den Windelbereich mit einem feuchten Waschlappen reinigen (hartnäckige Stuhl- und Urinreste mit etwas Öl abwischen). Anschließend trockentupfen und die Haut mit etwas Lebertran- oder Zinksalbe schützen. Baby-Öltücher sind meistens mit Duft- und Konservierungsmitteln versehen und weniger günstig für die empfindliche Babyhaut, die darauf leicht allergisch reagiert. Auch lässt Öl die Haut bei ständigem Gebrauch aufquellen und macht sie somit nur unnötig empfindlich.

- Puder ist im Windelbereich tabu, weil er sich mit der Feuchtigkeit verbindet und Klumpen bildet, was die Haut unnötig reizt.

- Baden ist in den ersten sechs Lebenswochen überflüssig, denn Babys sind am Körper kaum schmutzig. Abwaschen mit warmem Wasser genügt – Seife oder Waschlotionen (auch die pH-neutralen Syndets) trocknen die Haut nur aus! Auch später genügt ein- bis zweimal Baden pro Woche. Beim

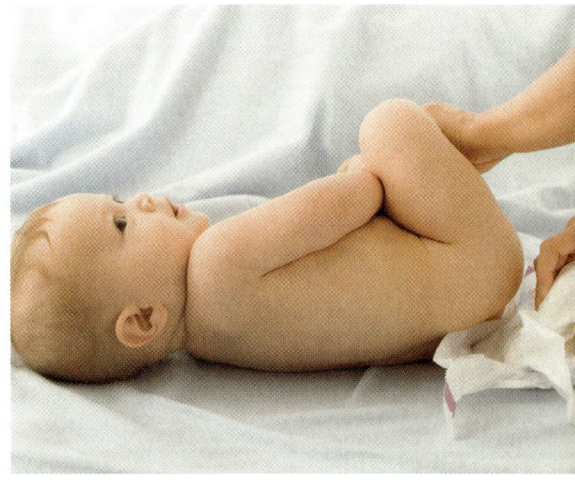

Badezusatz darauf achten, dass er keine Fremd-, Duft- und Konservierungsstoffe enthält (z. B. Calendula Baby-Cremebad, Mertina Molkebad).

- Das Bad sollte nicht länger als 10–15 Minuten dauern, sonst weicht die Haut im warmen Wasser zu stark auf.

- Wenn Kleinkinder viel draußen spielen, sollten Sie sie abends kurz mit warmem Wasser abduschen oder in eine nur halb gefüllte Badewanne setzen. Ein darin gelöster Esslöffel Molke- oder Calendula-Kinderbad löst allen Schmutz von alleine, riecht angenehm und trocknet die Kinderhaut nicht aus.

- Nach dem Bad die Haut mit etwas Babyöl sparsam einreiben (Ölreste, die von der Haut nicht aufgesaugt worden sind, abtupfen). Auch hier sind natürliche Produkte vorzuziehen (z. B. Calendula Babyöl, Solum Öl).

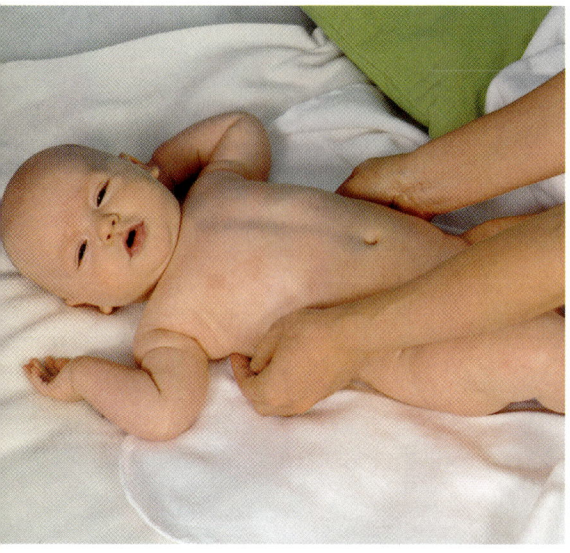

Einmal in der Woche können Sie dem Säugling auch ein „Ölbad" gönnen (mit Calendula- oder Solum Öl), indem sie es von Kopf bis Fuß (nur das Gesicht wird ausgespart) üppig mit Öl massieren. Anschließend in ein vorgewärmtes Handtuch einschlagen und vom Kopf zu den Füßen hin sanft abrubbeln. Es sollten keine Ölreste auf der Haut verbleiben. Eine weitere Hautpflege mit Cremes oder Lotionen ist dann nicht mehr nötig.

Der richtige Sonnenschutz

An sonnigen Tagen müssen Sie die Haut des Kindes vor UV-Strahlen schützen. Es hat sich gezeigt, dass das Risiko für Hautkrebs im Erwachsenenalter drastisch steigt, wenn ein Kind häufig einen Sonnenbrand bekommen hat. Folgendes sollten Sie beachten:

- Kleinkinder nie nackt in der prallen Sonne herumlaufen lassen! Ihre Haut ist gegenüber den aggressiven UV-Strahlen extrem empfindlich und bekommt sehr schnell einen Sonnenbrand. Bedecken Sie die exponierte Haut am besten durch dünne Hemdchen und Hosen, und schützen Sie den Kopf immer mit einem Sonnenhut.
- Alle freien Hautstellen (auch die Ohren und den Fußrücken) mit einer guten Sonnenschutzcreme schützen. Diese sollte keine chemischen Sonnenfilter enthalten, weil diese leicht Allergien auslösen können. Besser sind Sunblocker oder Cremes/Lotionen mit sehr hohem Lichtschutzfaktor auf der Basis von pudrig fein vermahlenen mineralischen Filtern, z. B. Dr. Hauschka Sonnencreme für Kinder LSF 30, wasserfest (Wala) oder Edelweiß-Sonnencreme 20/Edelweiß-Sonnenmilch 15 (Weleda). Diese hinterlassen auf der Haut einen hauchdünnen Schutzfilm, der die Sonnenstrahlen streut bzw. reflektiert, so dass sie gar nicht erst tief in die Haut eindringen können.
- Sie können die Schutzwirkung durch mehrfaches Auftragen nicht verlängern! Jeder Mensch hat pro Tag nur eine gewisse Eigenschutzzeit, in der er sich der Sonne aussetzen kann. Bei Kindern ist diese Eigenschutzzeit sehr viel kürzer als bei Erwachsenen, weil

ihre Haut sehr viel dünner ist. Bis zum 12. Lebensjahr sollten Kinder generell nie länger als zwei Stunden in der Sonne spielen, und auch das nur in der Zeit bis 11 Uhr und dann wieder nach 16 Uhr. In der Mittagszeit zwischen 11 und 16 Uhr steht die Sonne so hoch am Himmel, dass die Gefahr für einen Sonnenbrand extrem groß ist – auch wenn das Kind eingecremt wurde.

▪ Spielen Kinder in der Sonne oder fahren Sie sie im Kinderwagen in der Sonne spazieren, sollten sie immer einen Hut oder eine Kappe (Baseball-Kappe) tragen, die Kopf und Gesicht vor direkter Sonneneinstrahlung schützt.

▪ Am Strand, auf dem Wasser oder im Hochgebirge sowie im Winter auch im Schnee sollten Kinder eine Sonnenbrille tragen (Achtung: Darauf achten, dass die Gläser nach „CE-Norm" einen

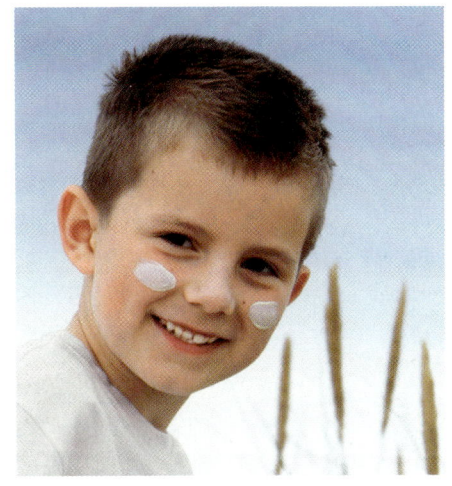

100%igen UV-Schutz garantieren; die Färbung des Glases ist dafür nicht entscheidend).

▪ Wenn Kinder lange im Wasser plantschen oder baden, sollten sie ein T-Shirt tragen, um Oberkörper und Schultern vor der Sonne zu schützen.

Sonnenbrand

Trotz aller Vorsichtsmaßnahmen kann es vorkommen, dass ein Kind zu viel Sonne abbekommen hat. Dadurch rötet sich die Haut, brennt und schmerzt, schlimmstenfalls bilden sich sogar Blasen. Dann helfen folgende Maßnahmen:

▪ Die verbrannten Hautstellen messerrückendick mit Quark bestreichen und an der Luft trocknen lassen oder mit

einem Tuch abdecken (auch um die Molke aufzufangen, die der Quark immer abgibt). Das lindert die Entzündung und wirkt angenehm kühlend. Angetrocknete Quarkreste mit kühlem Wasser vorsichtig abwaschen (nicht rubbeln!). Die Quarkauflage können Sie beliebig oft wiederholen.

▪ Über Nacht mit Wund- und Brandgel bestreichen oder einen feucht-kühlen

Umschlag mit Brandessenz oder in Wasser verdünnter Calendula-Essenz machen. Auch das bremst die entzündliche Reaktion in der Haut.

Auf keinen Fall Mehl oder Öl auf die verbrannte Haut aufbringen – beides verhindert die Wärmeabgabe, so dass sich der Sonnenbrand eher noch verschlimmert.

Sind auf der Haut Blasen entstanden, dürfen Sie diese auf keinen Fall aufstechen. Sie stellen eine Art sterilen Wundverband dar und trocknen von selbst ein, wenn sich darunter neue Haut gebildet hat.

Bei diesen Anzeichen zum Arzt

Wenn die Haut länger als zwei Tage schmerzt und stark entzündet ist, sollten Sie einen Arzt aufsuchen.

Sinnvolle Arzneimittel

▪ Brandessenz (Wala)
▪ Calendula-Essenz (Wala oder Weleda)
▪ Wund- und Brandgel (Wala).

Wundsein

Es gibt wohl kein Wickelkind, das nicht irgendwann einmal einen wunden Po hat. Nicht immer handelt es sich dann gleich um eine Pilzinfektion, häufig ist die Haut lediglich durch Urin oder Stuhl gereizt. Dann helfen folgende Maßnahmen:

▪ Den Po ausschließlich mit Öl reinigen (Mandel- oder Calendula-Öl). Das Öl verdrängt die Feuchtigkeit und schützt so vor Pilzbefall.
▪ Keine fertigen Öltücher verwenden, weil sie immer Duft- und Konservierungsstoffe enthalten, die Allergien auslösen können.
▪ Die Haut mit Pasten abdecken (Lebertran-Zinksalbe).

▪ Das Kind so oft wie möglich ohne Windel lassen.
▪ Sitzbäder mit stark gerbstoffhaltigem, eichenrindenähnlichem Zusatz (Quercus-Essenz) ziehen die Hautoberfläche zusammen und beugen so einem Pilzbefall vor.
▪ Nach dem Baden die Haut trockenföhnen (den Föhn auf Kalt- oder Lauwarmstufe schalten).
▪ Klingt die Rötung nicht innerhalb von 1–2 Tagen ab, sondern wird sie eher noch stärker, haben sich vermutlich Hefepilze breitgemacht. Dann den Po ebenfalls nur mit Öl säubern und anschließend mit einer Nystatinhaltigen Salbe eincremen.

Bei Pilzinfektionen im Windelbereich müssen Sie immer auch die Mundschleimhaut mit ansehen. Zeigen sich weiße Stippchen oder schmierige Beläge (Soor), können Sie den Mund mit in Wasser verdünntem Ratanhia-Mundwasser ausspülen oder die Stellen mit einem Wattestäbchen, das Sie mit dem Mundwasser befeuchtet haben, betupfen.

Bei diesen Anzeichen zum Arzt

Wenn der Soor nach zwei Tagen nicht verschwunden ist, sollte ein Arzt die Mundschleimhaut begutachten. Das gilt auch, wenn ein Pilzbefall im Windelbereich sich nach zwei bis drei Tagen nicht merklich gebessert hat.

Sinnvolle Arzneimittel

- Calendula- oder Mandelöl
- Mirfulan-Salbe (enthält Zinkoxid, Lebertran und Harnstoff)
- Nystatin-haltige Salbe (z. B. Biofanal, Candio-Hermal, Lederlind, Moronal, Mykoderm Heilsalbe, Mykundex mono, Nystaderm)
- Quercus-Essenz (Wala)

Allergien

Eine Allergie zeigt sich häufig zuerst an der Haut: es entsteht ein juckender Ausschlag, der eventuell mit kleinen, flüssigkeitsgefüllten Bläschen durchsetzt ist. Die Haut ist gerötet und leicht entzündet. Manchmal bildet sich auch ein flächiger Hautausschlag, der sich fleckig über den ganzen Körper ausbreitet (Nesselsucht).

Grundsätzlich sollte jede Allergie ärztlich behandelt werden, um die Ursache zu ermitteln. Bis Sie einen Termin in der Praxis bekommen, können Sie die Haut mit feuchten Umschlägen mit Brand-Essenz behandeln oder mit Wund- und Brandgel einreiben, um den Juckreiz zu lindern.

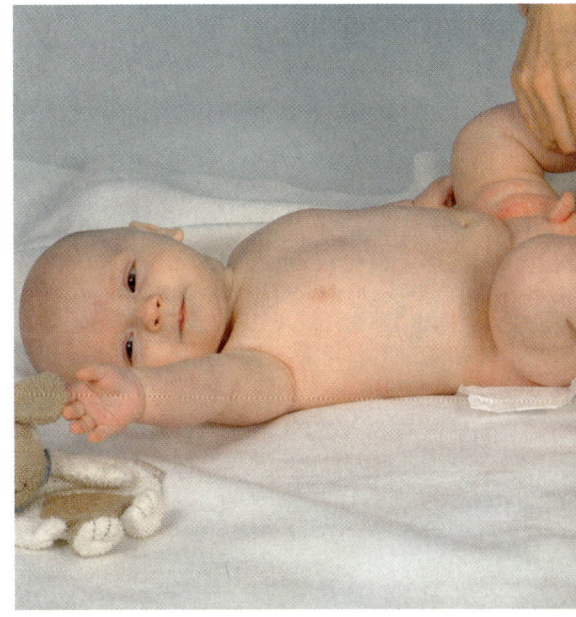

59

Bei Nesselsucht können Sie zusätzlich eine Calcium-Brausetablette geben und Kügelchen mit Calcium Quercus (Wala) bzw. Silicea comp. (Wala) im Munde zergehen lassen. Meistens klingt der Ausschlag dann rasch wieder ab.

Sinnvolle Arzneimittel

- Brandessenz (Wala)
- Calcium-Brausetabletten
- Calcium Quercus Globuli, (Wala)
- Silicea comp. Globuli, (Wala)
- Wund- und Brandgel (Wala).

Neurodermitis

Neurodermitis zeigt sich bei Säuglingen und Kleinkindern meist zuerst an den Gelenkinnenseiten: an Ellenbogen, Kniekehle, Leiste, aber auch am Hals oder im Gesicht. Die Haut schwillt etwas an, rötet sich, juckt stark und schuppt oder nässt. Wenn die Kinder dann an den Stellen die Haut wegen des quälend starken Juckreizes aufkratzen, geraten unweigerlich Bakterien in die offenen Stellen, und es kommt zu einer bakteriellen „Superinfektion", wobei „super" nicht bedeutet, dass es sich um eine besonders starke Infektion handelt, sondern dass sich die Infektion auf die vorhandene Neurodermitis draufsetzt (super = lateinisch für „darüber, darauf"). Dann entzündet sich die Haut noch stärker, nässt, eitert, und es entsteht eine größere, offene Fläche, die wiederum Eintrittspforte für weitere Krankheitskeime sein kann.

Es ist deshalb besonders wichtig, dass eine solche Superinfektion möglichst verhindert wird bzw. dass sie möglichst rasch abklingt.

Die Ursachen für eine Neurodermitis sind vielfältig und bis heute nicht endgültig geklärt. Sicher scheint zu sein, dass es dafür eine bestimmte Veranlagung geben muss – als Voraussetzung, dass eine Neurodermitis sich überhaupt ausbilden kann. Tritt die Krankheit auf, während das Kind noch voll gestillt wird, geht sie mit hoher Wahrscheinlichkeit nicht auf ein Nahrungsmittel zurück, und Sie können sich aufwendige Diätmaßnahmen sparen.

Eine Neurodermitis sollte immer ärztlich behandelt werden. In der Anthroposophischen Medizin gibt es eine ganze Reihe von Mitteln und Maßnahmen, die bei Neurodermitis sinnvoll sind. Sie können eine Behandlung mit Cortison-Salben, die nur selten notwendig ist, nicht unbedingt ersetzen, aber auf jeden Fall begleitend heilsam sein:

- Wohltuend für die kranke Haut sind Jungebäder (siehe Seite 30), am besten zwei- bis dreimal wöchentlich, und zwar entweder mit reinem Olivenöl oder unter Zusatz eines Öls mit Auszügen aus Birkenrinde, Cistrose oder Rose-Equisetum (Zinnkraut, Schachtelhalm).

■ Nässende Hautstellen immer mit feuchten Auflagen behandeln: Umschläge mit konzentriertem schwarzem Tee oder Schachtelhalm wirken adstringierend und fördern das Abheilen. Auch Umschläge mit Tee aus Stiefmütterchen (Viola tricolor) können hilfreich sein. Noch stärker wirkt Lotio alba.

■ Erst wenn die Haut oberflächlich trocken ist und nicht mehr nässt, haften auch Salben und Pasten. Bei der Zusammensetzung sollten sie sich daran orientieren, die Haut tagsüber zu schützen und aufzubauen und nachts die Entzündung einzudämmen und die Haut auszutrocknen. Sinnvoll sind dann folgende Salben, die Sie sich auf Rezept des Arztes in der Apotheke anrühren lassen müssen:

■ „Paradoxe" Salbe (fettet die Haut und trocknet sie gleichzeitig aus) zur Nacht auf alle geröteten Hautstellen auftragen (am nächsten Morgen mit kaltem Wasser abwaschen):
Oleum jecoris 30,0
Zincum oxydat. 30,0
Linola Fett ad 100,0

■ Schachtelhalm-Salbe zur Pflege tagsüber:
Oleum Equiseti 10 %: 35,0
Cera flava: 20,0
Linola Fett ad 100,0

■ Lotio alba:
Sulf. Praep.: 3,5
Calendula Essenz 10 % :5,0
Echinacea Essenz 10 %: 5,0
Lotio alba ad 100,0

■ Auch Rosatum Heilsalbe (Wala) ist eine gute Tagespflege für die rissige, wunde Haut.

■ Innerlich können folgende Arzneimittel gegeben werden (dreimal täglich, zu jeder Mahlzeit einnehmen):
Quarz D 12, Globuli (Wala) oder
Quarz D 10, Pulver (Weleda)
Cichorium e planta tota 5 % Globuli (Wala).

Wichtig ist, dass Sie sich immer wieder klarmachen, dass eine Neurodermitis vorwiegend schubweise verläuft. Lassen Sie sich nicht davon verrückt machen, wenn der Ausschlag hin und wieder „aufblüht" – Sie können sicher sein, dass er auch wieder abklingt. Machen Sie trotzdem Ihr Behandlungsprogramm unbeirrt weiter. Und trösten Sie sich damit, dass die Neurodermitis bei vielen Kindern mit der Pubertät vollständig verschwindet.

Achten Sie unbedingt darauf, dass das Kind einen gut strukturierten, rhythmischen Tagesablauf hat, der ihm Halt und Sicherheit gibt. Gerade wenn die Haut „schlecht" ist, kann das Kind aus dieser absoluten Verlässlichkeit viel Selbstbewusstsein und Vertrauen schöpfen.

Tipp

Schachtelhalm-Auflage selbst gemacht

Schachtelhalm-Lösungen gibt es nicht fertig zu kaufen. Sie können sie aber leicht selbst machen:

Übergießen Sie eine Handvoll getrocknetes Schachtelhalmkraut (Apotheke) mit einem Liter kaltem Wasser und lassen Sie es über Nacht (mindestens zehn Stunden lang) einweichen. Bringen Sie die Mischung dann zum Kochen (immer wieder umrühren, damit das Kraut nicht am Topfboden festbackt) und lassen Sie sie fünf Minuten lang kräftig sieden. Vom Feuer nehmen und fünf Minuten zugedeckt ziehen lassen, abseihen.

Für einen Umschlag tauchen Sie ein sauberes Baumwoll- oder Bourretteseiden-Tuch in die noch lauwarme Lösung und legen es faltenfrei auf die betroffenen Stellen auf. Die Auflage nicht mit einem Wolltuch bedecken, sondern mit einem Baumwolltuch fixieren. Neurodermitis-Kinder vertragen die fusselige Wolle meist nicht gut. Die Packung kann eine halbe bis eine Stunde liegen bleiben und im Lauf des Tages wiederholt werden.

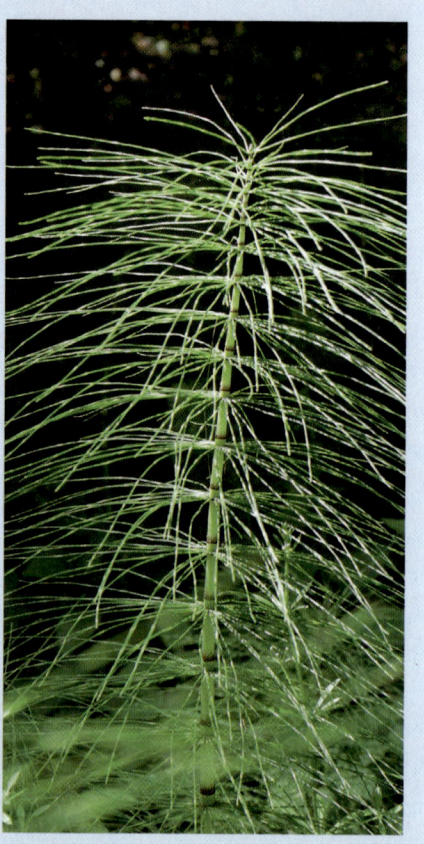

Sinnvolle Arzneimittel

- Cichorium e planta tota 5%, Globuli (Wala)
- Jungebad-Öle „Betula allegh.", „Cistus ladaniferus" (Cistrose), „Rose-Equisetum"
- Lotio alba (siehe Seite 61)
- „Paradoxe" Salbe (siehe Seite 61)
- Quarz D12, Globuli (Wala) oder Quarz D10, Pulver (Weleda)
- Rosatum Heilsalbe (Wala)
- Schachtelhalm-Salbe (siehe Seite 61)
- Stiefmütterchen (Viola tricolor), Schachtelhalm (Equisetum), beide getrocknet (Apotheke).

Magen/Darm

„Dreimonatskoliken"

Nach der Geburt durchlebt jedes Baby eine Phase der Anpassung an die neue Umgebung. Und auf all das, was da an Ungewohntem auf es einwirkt, kann es nur auf zweierlei Art reagieren: Entweder es fühlt sich wohl – dann ist alles gut. Oder es schreit, manchmal länger, manchmal kürzer, häufig nach dem Stillen. Viele Mütter gehen deshalb davon aus, dass das Schreien Ausdruck von Bauchweh oder Blähungen ist. Oft ist der „Spuk" nach drei Monaten schlagartig vorbei, was dem ganzen Problem die Bezeichnung „Dreimonatskoliken" eingetragen hat.

Ob es tatsächlich Darmkrämpfe aufgrund der Nahrung sind, ist immer noch unklar. Möglicherweise tut das Kind damit lediglich kund, dass es auf vielerlei Weise – und nicht immer mag sich das angenehm anfühlen – damit beschäftigt ist, sich an die neue Umgebung zu gewöhnen:

▍ Bisher hat es den Herzschlag und die vielen Geräusche gedämpft im Bauch der Mutter gehört – nun wird sein feines und empfindliches Gehör mit ganz anderem „Lärm" konfrontiert. Tipp: Das Kind vor Radio, Fernsehen, Computerspielen und Straßenlärm schützen. Musik höchstens mit geringer Lautstärke abspielen. Viel besser ist ein Lied, das Mutter oder Vater selbst singen.

▍ Bisher war es im Bauch der Mutter sehr eng, so dass das Kind seine eigenen Grenzen sehr deutlich spüren konnte. Jetzt liegt es in einem Strampelanzug im Bettchen, oft ohne jede Begrenzung. Tipp: Das Baby fest in eine Wolldecke wickeln, so dass es von allen Seiten fest umschlossen ist („pucken", von der Hebamme zeigen lassen).

▍ Manchmal hilft es auch, das Kind in einem Tragetuch dicht am Körper zu tragen; dabei riecht es Mutter oder Vater und hört deren Herzschlag, es spürt sich am anderen, ist fest eingehüllt, fühlt sich sicher. Auch erinnern die wiegenden Bewegungen beim Tragen an die Zeit im Mutterleib und somit an Vertrautes, Gewohntes. Auch bei der Hausarbeit oder beim Kochen können Sie das Kind im Tragetuch halten, wenn ihm das guttut und sich das Schreien dadurch legt.

▍ Oder Sie halten es in der „Fliegerstellung": Kopf und Bauch des Babys ruhen auf Ihrem Unterarm, die Hand greift zwischen den Beinchen durch in Richtung Po, die andere Hand stützt am Po die Lage mit ab. Darauf achten,

63

dass der Rücken des Kindes mit einer Wolldecke warmgehalten wird. Die Babys finden diese Lage oft besonders angenehm, weil der Bauch schwer gegen den warmen Arm sinken kann und dabei jede Spannung verliert. Der Kopf liegt sicher und geborgen in der Ellenbogenbeuge oder auf dem Unterarm.

- Manchmal wird das Kind aber auch zu viel getragen und möchte lieber seine Ruhe haben (im Stubenwagen, im Bettchen).
- Je sicherer und gelassener Sie als Mutter bzw. Vater sind, desto sicherer und gelassener ist auch das Kind. Vor allem zur Mutter besteht in den ersten drei Lebensmonaten noch eine sehr enge Bindung, die sich erst danach langsam immer mehr löst.
- Das bedeutet auch: Halten Sie Stress so gut wie möglich fern. Nehmen Sie sich nichts anderes vor, als sich wirklich ausschließlich um ihr Kind zu kümmern. Ausgehen, Freunde treffen, reisen und vieles andere, was Ihnen vorher selbstverständlich war, können Sie später wieder. Je ruhiger Ihre Tage verlaufen, desto ruhiger bleibt auch Ihr Kind. Denn Abwechslung gibt es trotzdem immer noch mehr als genug.
- Mit jeder Stillmahlzeit kommt Luft in den Bauch. Die Menge entspricht in etwa der, die ein Erwachsener zu sich nimmt, wenn er eine Flasche Sprudel (Mineralwasser mit Kohlensäure) austrinkt! Die Luft, die das Kind auf ganz natürliche Weise aufnimmt, indem es saugt und dabei gleichzeitig atmet (Säuglinge können das noch!), diese Luft muss es erstmal wieder loswerden. Geschieht das nicht auf dem „kurzen" Weg über das Bäuerchen, gelangt die Luft in den Darm. Dort kann sie manchmal schmerzhafte Blähungen verursachen, weil sie über viele Meter durch den Darm hindurch bis zum „Ausgang" transportiert werden muss. Je häufiger das Kind angelegt wird, desto mehr. Dann schreit das Baby, die Mutter legt es erneut an, und so entsteht ein Teufelskreis.
- Sorgen Sie deshalb für einen physiologisch sinnvollen Stillrhythmus: Etwa alle vier Stunden sollten Sie das Kind anlegen (in den Wachstumsphasen am 3. und 10.–12. Tag nach der Geburt sowie nach 6–8 Wochen und drei Monaten auch häufiger). Schreit es zwischendurch, hat es meist weniger Hunger als Durst; dann können Sie ihm ein kleines Fläschchen ungesüßten Fencheltee anbieten.
- Achten Sie darauf, dass das Stillen nicht viel länger dauert als 10–15 Minuten. Anschließend nuckelt das Kind nur noch und saugt dann oft mehr Luft in den Bauch als Milch.
- Damit es alle geschluckte Luft auf dem „kurzen" Weg über das Bäuerchen wieder los wird und nicht auf dem „langen" Weg über den Darm, können Sie das Kind nach dem ersten Aufstoßen für etwa zehn Minuten hinlegen

und dann noch einmal hochnehmen, um es aufstoßen zu lassen.

▮ Einige Mittel können helfen, dass es im Bauch des Kindes weniger grummelt: Reiben Sie den Bauch mit etwas Melissenöl oder Baby-Bäuchleinöl ein (immer im Uhrzeigersinn). Deutliche Blähungen können Sie mit Carum carvi Kinderzäpfchen sowie mit Nicotiana comp. (Globuli) lindern. Auch Kamillen/Kupfer- oder Melisse/Kupfer-Tropfen sowie Kamillenwurzel (Globuli) können Blähungen lindern.

▮ Achten Sie darauf, dass der Bauch des Babys immer schön warm ist. Bei Bedarf können Sie auch einen Bauchwickel mit Lavendelöl machen (siehe Seite 26).

Warum das Stillen so wichtig ist

Vor allem in Bezug auf die Ernährung hat das Kind in den ersten Lebensmonaten einiges zu verkraften: Bisher erhielt es alle Nahrung aus dem Blut der Mutter über Plazenta und Nabelschnur. Jetzt muss es selbst aktiv trinken, verdauen und ausscheiden. In den ersten Wochen und Monaten ist dies noch recht ungewohnt. Und gerade deshalb ist es so wichtig, Säuglinge in dieser Zeit möglichst voll zu stillen.

Die Muttermilch entspricht in ihrer Zusammensetzung nämlich genau den Bedürfnissen des Säuglings, vor allem den Anforderungen seines für Eiweiß-stoffe noch sehr durchlässigen Darms. In den ersten Tagen nach der Geburt ist die Milch noch ganz dünnflüssig, erst später wird sie „vollfett" und kräftig. Bis dahin hat sich der Darm schon auf diese Art der Nahrungsaufnahme einstellen können. Wird das Kind aus dem Fläschchen ernährt, erhält es zwangsläufig andere Eiweißstoffe, die dem Darm womöglich zu schaffen machen.

Auch ein zusätzliches Fläschchen, um das Kind satt zu machen, z. B. zur Nacht (weil Mutter und/oder Kind dann eher durchschlafen können), ist von Nachteil.

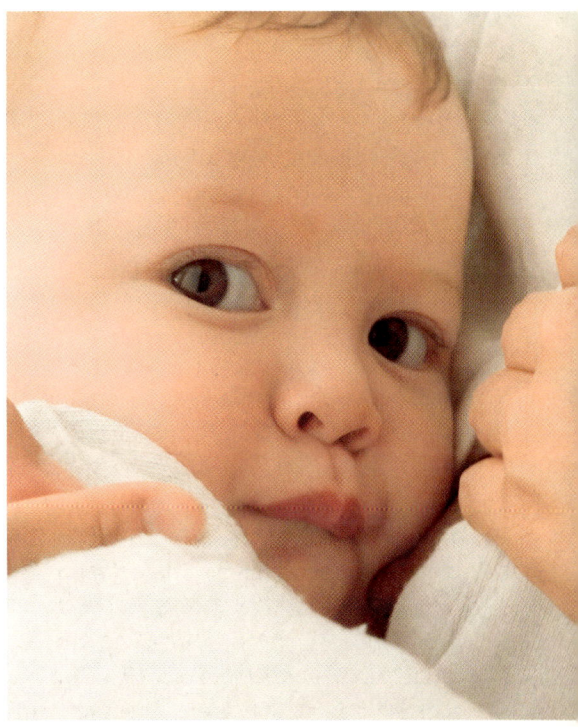

Denn gerade in den ersten Lebenstagen sollte das Kind so oft angelegt werden, wie es Hunger hat, um den Milchfluss anzuregen (normalerweise alle 2–4 Stunden). Nimmt es dabei etwas (bis zu ca. einem Zehntel des Geburtsgewichtes!) ab, ist das durchaus normal und kein Grund zur Sorge. Auf diese Weise kann sich der Darm nämlich von den noch aus dem Mutterleib verbliebenen Resten befreien und als „Kindspech" ausscheiden. Gleichzeitig bereitet er sich mit der noch sehr dünnflüssigen, aber dennoch nährstoffreichen Muttermilch auf die künftig kräftigere und fettere Milch vor, die wenige Tage nach der Geburt „einschießt" und dann mit viel Appetit vom Baby aufgenommen und verwertet werden kann.

Noch gewichtiger ist aber ein weiterer Aspekt: Besteht beim Kind nämlich eine (noch nicht erkennbare) Bereitschaft zur Allergie, wird mit dem in der Flaschennahrung enthaltenen Kuhmilcheiweiß möglicherweise diese Disposition bereits jetzt aktiviert. Normalerweise entwickeln sich Allergien erst viel später, z. B. durch Kontakt mit Pollen, Hausstaub, Tierhaaren oder bestimmten Nahrungsmitteln. Kommt der kindliche Organismus jedoch schon in den ersten Lebenswochen mit dem Allergen in Kontakt (in diesem Fall Kuhmilcheiweiß), bricht die Allergie früher und oft auch in schwerer Form aus. Dabei muss es sich dann gar nicht um eine Über-

empfindlichkeit gegen tierisches Eiweiß handeln – es kann genauso gut eine Allergie auf andere Nahrungsmitteln, Pollen, Staub, Schimmel oder Tierhaare auftreten. Entscheidend ist, dass die Kuhmilch den Anstoß dafür gibt, auf bestimmte Stoffe allergisch zu reagieren. Besonders gefährdet dafür sind Babys von Eltern, die beide eine Allergie haben (egal, worauf).

Neugeborene kann man nicht verwöhnen!

Trotzdem kommt es auch bei voll gestillten Kindern vor, dass sie aus unerfindlichen Gründen immer wieder schreien. Dieses Schreien ist nie zielgerichtet, um damit etwas Bestimmtes zu erreichen – Neugeborene sind zu solchen absichtsvollen Maßnahmen noch gar nicht fähig. Sie können nicht schikanieren. Wenn das Baby in den ersten drei bis vier Lebensmonaten schreit, können Sie immer davon ausgehen, dass es sich aus irgendeinem Grund nicht wohl fühlt und Ihre Hilfe braucht: Die Windel ist nass oder voll, es fühlt sich einsam, es vermisst Ihren Herzschlag, es ist beunruhigt durch fremde Gerüche oder Geräusche, es hat Hunger, Durst oder es friert bzw. es ist zu warm eingepackt.

Eltern können dann nur versuchen herauszufinden, womit sich das Kind wieder beruhigt. Lassen Sie es nicht

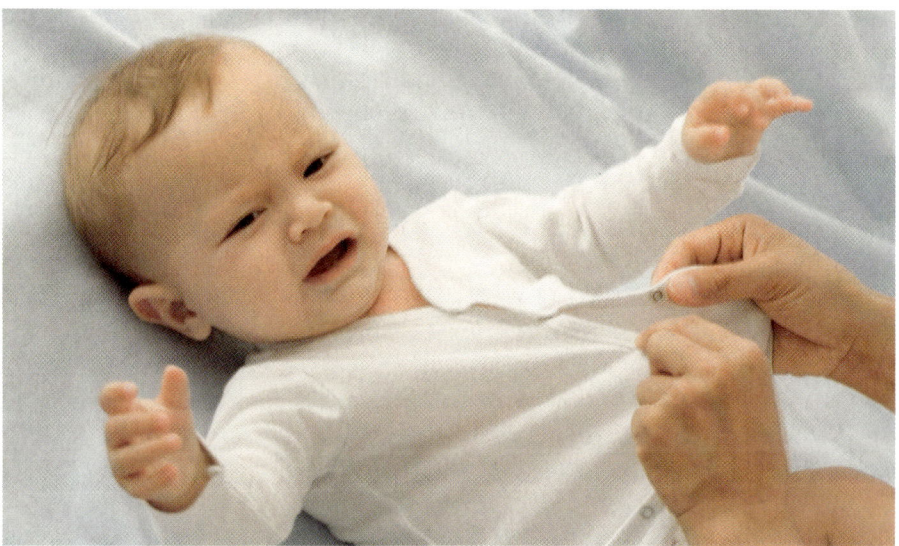

schreien! Es bekommt davon weder kräftige Lungen, noch tut ihm das aus anderen Gründen gut. In den ersten drei Lebensmonaten können Sie das Baby nicht verwöhnen, weil es nicht schreit, um irgendetwas zu erreichen, sondern weil es ihm nicht gut geht. Verlassen Sie sich dann auf Ihre Intuition und bleiben Sie gelassen. Sie können Ihrem Kind am besten helfen, wenn Sie selbst die Ruhe bewahren und versuchen zu spüren, was es braucht.

Bei diesen Anzeichen zum Arzt

Wenn ein Kind schrill und stundenlang schreit, ohne sich beruhigen zu lassen, oder wenn es Verhaltensauffälligkeiten zeigt, die Ihnen eigenartig vorkommen, sollten Sie einen Arzt aufsuchen.

Sinnvolle Arzneimittel

- Babybäuchlein Öl (Weleda)
- Carum carvi Kinderzäpfchen (Wala)
- Chamomilla e radice D 6, Globuli (Wala) oder Chamomilla e planta tota D 6, Globuli (Wala)
- Chamomilla Cupro culta, Radix Rh D 3, Tropfen (Weleda)
- Melissenöl (Wala)
- Melissa Cupro culta Rh D 3 (Tropfen, Weleda)
- Nicotiana comp., Globuli (Wala).

Erbrechen, Durchfall

Magen und Darm reagieren bei Kindern häufig noch sehr empfindlich mit Übelkeit, Erbrechen oder Durchfall auf Störungen aller Art: Stress, Angst, Anspannung, fette oder schwer verdauliche Speisen, unregelmäßige Mahlzeiten und natürlich auf Krankheitskeime.

Erbrechen kann auch bei ansteigendem Fieber auftreten, weil die Verdauungstätigkeit den Magen dann zu stark belastet.

Tritt gleichzeitig auch Durchfall auf, ist das meist Zeichen einer Virusinfektion, die innerhalb von zwei bis drei Tagen von selbst wieder abklingt und meist ohne Fieber verläuft.

Säuglinge

▪ Solange das Kind noch in etwa genauso viel trinkt, wie es ausscheidet, ist alles in Ordnung. Verweigert das Kind aber die Brust, spuckt es alles sofort wieder aus oder bleibt auch ein Fencheltee nicht im Bauch und steigt die Körpertemperatur über 38 °C an, sollten Sie einen Kinderarzt aufsuchen. Unter Umständen ist dann ein kurzer Krankenhausaufenthalt sinnvoll, um den Körper über Infusionen vor dem Austrocknen zu bewahren.

▪ Muttermilch ist auch bei einem Magen-Darm-Infekt das beste Heilmittel.
▪ Um den Magen nicht unnötig zu belasten, sollten Sie dem Kind zwischen den Stillmahlzeiten immer wieder ein Fläschchen mit ungesüßtem Fencheltee anbieten.
▪ Flaschenkinder sollten kurzfristig ausschließlich gesüßten Fencheltee bekommen (1 gestrichener Teelöffel Traubenzucker und 1 Prise Salz auf 100 Milliliter Tee).
▪ Behält das Kind den Tee bei sich, können Sie nach zwölf Stunden Reisschleim dazufüttern (gibt's als Pulver zum Anrühren). Kinder, die älter als sechs Monate sind, vertragen auch Karottensaft mit Reisschleim (1 Esslöffel auf 100 Milliliter Brei). Anschließend sollten Sie „Heilnahrung" weiterfüttern. Das ist fertiges Milchpulver zum Anrühren, das weniger Fett enthält und dessen Eiweißstoffe besser verträglich sind als die übliche Flaschenkost.

Kleinkinder

▪ Bei Kleinkindern sollten Sie nach dem Erbrechen etwa sechs Stunden warten, damit sich Magen und Darm wieder beruhigen können. Erst danach bieten Sie erneut Essen und Trinken an.
▪ Beginnen Sie dann mit etwas Fencheltee (gesüßt wie oben beschrieben),

auch Kamillen- oder Kümmeltee sind geeignet. Keine Früchtetees (Hagebutte, Malve, Apfel) geben, sie enthalten zu viel Säure. Und auch keine Cola-Getränke.

- Drängen Sie das Kind nicht zum Essen, wenn es keinen Appetit hat. Meist signalisiert der Magen von alleine, wenn er wieder etwas verträgt, und auch was. Solange ein Kind das Essen verweigert, ist der Bauch dafür auch noch nicht wieder aufnahmebereit.

- Gut als erste Nahrungsmittel nach dem Erbrechen sind Toast und Zwieback (trocken), Reis mit Karotten, gestampfte Banane, Karottensuppe, geriebener Apfel.

- Darmkrämpfe können Sie mit einer Wärmflasche, einem Lavendelöl-Wickel (siehe Seite 10), einer feuchtwarmen Kamillen-Auflage lindern: Eine Handvoll Kamillenblüten mit ca. einem halben Liter kochendem Wasser überbrühen und zugedeckt 10 Minuten ziehen lassen. Dann das Innentuch eintauchen und auswringen und möglichst warm auf den Bauch legen. Mit Rohwolle abdecken und den Bauch mit einem Wolltuch umwickeln. 20–30 Minuten angelegt lassen.

- Kleine Blutauflagerungen beim Durchfall oder im Erbrochenen sind kein Grund zur Sorge. Sie zeigen nur an, dass die Schleimhäute gereizt sind, dann bluten sie auch leicht.

- Medikamentös können Sie Magen und Darm unterstützen, indem Sie dem

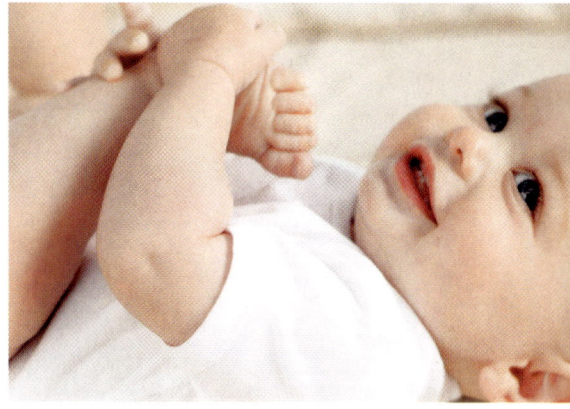

Kind Tropfen mit Nelkenwurz geben (Geum urbanum Rh D 3), auch Gentiana Magen Globuli, Bolus alba comp. (Pulver) oder Veratrum e radice D 3/ D 4 (Weiße Nieswurz, Globuli) sind sinnvoll.

Bei diesen Anzeichen zum Arzt

Erbrechen und Durchfall sind bei Säuglingen sehr viel gefährlicher als bei älteren Kindern, weil sie rasch austrocknen, wenn sie den Flüssigkeitsverlust nicht umgehend wieder ausgleichen. Halten sich Flüssigkeitszufuhr und -abgabe also nicht einigermaßen die Waage und tritt gleichzeitig Fieber über 39 °C auf, sollten Sie einen Arzt aufsuchen.

Auch Kinder über ein Jahr sollten nach spätestens sechs Stunden wieder zu trinken beginnen. Behält das Kind aber auch dann nichts bei sich und kommt

Fieber hinzu, sollten Sie einen Arzt aufsuchen.

Auch wenn der Durchfall länger als drei Tage anhält, immer wieder auffällig blutig ist oder wenn sich der Stuhl grün verfärbt und übel riecht, sollten Sie unverzüglich zum Kinderarzt.

Sinnvolle Arzneimittel

- Bolus alba comp. (Pulver, Wala)
- Gentiana Magen Globuli velati (Wala)
- Geum urbanum Rh D 3 (Tropfen, Weleda)
- Veratrum e radice D 3/D4 Globuli, (Wala).

Appetitlosigkeit

Die meisten Kinder haben einen gesunden Appetit, vorausgesetzt, sie haben sich genug an der frischen Luft bewegt und zwischendurch weder Limonade, Kakao oder gesüßten Tee getrunken oder Schoko-Riegel bzw. andere Snacks geknabbert. Gerade bei Kindern ist es wichtig, bei den Mahlzeiten einen zuverlässigen Rhythmus einzuhalten. Bekommt das Kind zwischendurch Hunger, kann es ein Stück Obst essen, ein Knäckebrot, einen Butterkeks, einen Joghurt – aber keine Riegel oder sonstigen nahrhaften Speisen, die den Appetit auf die

Hauptmahlzeit beeinträchtigen. Aus demselben Grund sollten Kindergartenkinder nicht mehr als einen halben Liter Milch oder Kakao pro Tag trinken.

Werden Kinder plötzlich ohne erkennbaren Grund zu Suppenkaspern, bremst vielleicht ein Virusinfekt die Esslust. Aber auch Streit, Kummer, Schulprobleme, Schwierigkeiten der Eltern (Trennung, Scheidung) oder Angst können dazu führen, dass ein Kind das Essen verweigert.

Bei ansonsten gesunden Kindern sollten Sie folgende Aspekte berücksichtigen:

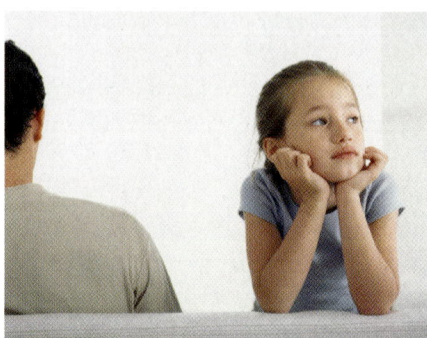

- Über Essen redet man nicht, man tut es – von Anfang an. Je mehr Sie drängeln und je mehr Aufhebens Sie um das Essen machen, desto spannender wird dieses Theater für das Kind und desto weniger nimmt es zu sich.

- Kochen Sie so, dass für jedes Familienmitglied mal etwas dabei ist, was es besonders mag. Wenn das Kind angibt, eine der Speisen (oder womöglich alles!) nicht zu mögen, sollte es sie wenigstens probieren. Schmeckt es immer noch nicht, haben Sie zwei Möglichkeiten: Entweder das Kind isst nur so viel, wie es mag, und wartet dann die nächste Mahlzeit ab. Oder es kann ein belegtes Brot bekommen. Aber lassen Sie dieses Brotessen nicht zum Dauerzustand werden.
- Zwingen Sie das Kind nicht, den Teller leerzuessen. Es soll Freude am Essen haben und nichts in sich hineinzwingen müssen.
- Achten Sie darauf, dass das Kind das Essen nicht hastig in sich hineinschlingt.
- Ein warmes Mittagessen ist bekömmlicher als eine warme Mahlzeit am Abend, die manchen Kindern eher zu schwer und zu lange im Magen liegt.
- Bei Kindern, die von Natur aus eher schlechte Esser sind, können Sie den Appetit mit etwas Bitterelixier (schmeckt eher aromatisch als bitter und leicht süß), Amara-Tropfen oder Gentiana Magen Globuli fördern.

Bei diesen Anzeichen zum Arzt

Wenn ein Kind länger als zwei Wochen sehr schlecht isst, sollten Sie es einem Kinderarzt vorstellen.

Sinnvolle Arzneimittel

- Amara Tropfen (Weleda)
- Bitter Elixier (Wala)
- Gentiana lutea Rh 5 %, Tropfen (Weleda)
- Gentiana Magen Globuli (Wala).

Verstopfung

Viele Eltern machen sich Sorgen, wenn ein Kind mehrere Tage lang keinen Stuhlgang hatte. Ob das nötig ist, kommt ganz auf das Alter des Kindes an:

- Voll gestillte Säuglinge können ohne weiteres vier bis sechs Tage oder noch länger keinen Stuhl haben. Sie verwerten die Muttermilch einfach so gut, dass kaum unverdauliche Reste anfallen, die es auszuscheiden gilt.
- Kindergartenkinder haben manchmal Angst, auf die Toilette zu gehen, weil der Stuhlgang hart ist und weh tut. Abhilfe schafft ein Glyzerin-Zäpfchen, das für einige Tage immer zur gleichen Zeit gegeben wird, um die Angst vor dem Stuhlgang zu nehmen. Das Glyzerin weicht die harten Kotballen im Enddarm auf, so dass sie schmerzlos und zügig ausgeschieden werden können.

- Unbedingt auf eine rhythmische Darmentleerung achten. Meistens hat der Darm über Nacht genug verdaut, um am Morgen alles Überflüssige ausscheiden zu können. Einen guten Anreiz dafür bietet bei Erwachsenen wie bei Kindern ein Glas Wasser, auf nüchternen Magen kurz nach dem Aufstehen getrunken.
- Ältere Kinder bekommen manchmal zu wenig Fett, denn aus Angst, dass das Kind zu dick wird, sparen Eltern an Butter, Sahne und Öl. Ohne Fett „rutscht" der Stuhl aber nicht gut genug durch den Darm. Dann reicht es schon, zwei Esslöffel Öl (Oliven-, Sonnenblumen-, Maiskeimöl, am besten kaltgepresst) über Kartoffeln, Nudeln oder Reis zu geben oder einen halben Liter Vollmilch trinken zu lassen.
- Achten Sie darauf, dass das Kind gut verdauliche Kost aufnimmt (Vollkorn-Feinbrot, Joghurt mit Haferflocken, Nudeln, Gemüse, ungeschältes Obst, Reis usw.). Sie beschleunigen die Darmpassage und sorgen dafür, dass der Stuhl nicht eintrocknet. Aber übertreiben Sie's nicht mit Vollkornprodukten – Kinder vertragen davon keine so große Dosis wie Erwachsene. Dann fangen die unverdauten Kohlenhydrate der Körner im Darm an zu gären, es entstehen starke Blähungen mit Bauchschmerzen.

- Eher sparsam sein sollten Sie mit Kakao und Süßigkeiten. Beides wirkt stopfend.
- Das Kind sollte genügend trinken (insgesamt mindestens 1–2 Liter pro Tag), und zwar zu jeder Mahlzeit oder zwischendurch nach dem Spaziergang oder Spielen. Lassen Sie es aber nicht ständig mit einer Nuckelflasche herumlaufen! Das schadet den Zähnen und lässt die Kinder rasch zu „Dauertrinkern" werden, die kein Durstgefühl mehr entwickeln. Geeignete Getränke sind stilles Wasser oder Mineralwasser mit etwas Kohlensäure (Sprudel ist zu sauer), verdünnte Säfte, ungesüßte Tees. Achtung: Limonaden, Cola, gesüßter Instant-Tee enthalten wertlose Kohlenhydrate und sind keine guten Durstlöscher.

Bei diesen Anzeichen zum Arzt

Wenn der Stuhl nicht klumpig ist, sondern bleistiftdünn, sollten Sie einen Arzt aufsuchen. Es könnte sein, dass dann im Darm angeborene Engstellen bestehen, die möglicherweise einer operativen Behandlung bedürfen.

Sinnvolle Arzneimittel

- Glyzerin-Zäpfchen oder -klistier.

Bauchweh

„Mein Bauch tut weh!" – diese Klage hört jede Mutter irgendwann einmal von ihrem Kind, und meistens nicht nur einmal! Bauchweh kann verschiedene Ursachen haben: Überanstrengung, Angst, Hunger, Blähungen, zu starke Darmbewegungen bis hin zu Krämpfen oder auch eine Blinddarmreizung. Wenn ein Säugling schreit und dabei die Beinchen immer wieder anzieht und streckt, handelt es sich vermutlich um „Dreimonatskoliken" (siehe Seite 63 f.).

Manchmal haben Kinder heftige Bauchschmerzen rund um den Nabel, so genannte Nabel-Koliken. Sie treten plötzlich aus heiterem Himmel auf, halten wenige Minuten oder auch ein bis zwei Stunden an – und verschwinden ebenso plötzlich, wie sie gekommen sind. Betroffen sind häufig Kinder zwischen dem 4. und 14. Lebensjahr. Über solche Koliken wird das Kind meist eine aufgestaute seelische Spannung los.

Liebevolle Zuwendung, Ruhe und eine Wärmflasche oder ein Bauchwickel mit Lavendelöl (siehe Seite 26) sowie eine sanfte Bauchmassage mit Kümmel-, Lavendel- oder Melissenöl (immer im Uhrzeigersinn) sind bei den meisten Bauchschmerzen eine gute Erste Hilfe. Globuli oder Zäpfchen mit Kamille oder Kümmel (Carum carvi) wirken krampflösend.

Bei diesen Anzeichen zum Arzt

Wenn Bauchschmerzen oder -krämpfe länger als zwei Stunden unvermindert anhalten, wenn der rechte Unterbauch stark druckschmerzempfindlich ist, das Kind sich spontan mit angezogenen Beinen auf die rechte Seite legt, wenn es nicht auf einem Bein hüpfen kann (weil diese Erschütterung extrem weh tut), Übelkeit und Erbrechen auftreten und wenn zwischen der rektal (im After) und unter dem Arm gemessenen Temperatur ein Unterschied von 1 °C besteht (rektal höher als unter der Achsel), sollten Sie mit dem Kind unverzüglich zum Arzt (am Wochenende den Notarzt rufen oder ins Krankenhaus fahren). Dann besteht der Verdacht auf eine akute Blinddarmentzündung.

Auch wenn das Kind eine intuitive Abwehr gegen wärmende Maßnahmen hat (Wickel, Wärmflasche), sollten Sie nicht lange herumdoktern, sondern gleich einen Arzt aufsuchen.

Sinnvolle Arzneimittel

- Babybäuchlein-Öl (Weleda)
- Carum carvi Kinderzäpfchen (Wala)
- Chamomilla/Nicotiana, Globuli (Wala)
- Lavendelöl: Lavandula Oleum aethereum 10 % (Wala)
- Melissenöl (Wala).

Fieber, Schmerzen

Fieber

Von Fieber spricht man, wenn die Körpertemperatur einen gewissen Sollwert übersteigt. Dieser Sollwert ist definiert mit 36,8 °C plus/minus 0,4 °C (im Mund unter der Zunge gemessen). Überschreitet die Körpertemperatur nachmittags (im Mund gemessen) 37,7 °C (oder rektal, also im After, gemessen 38,3 °C), spricht man von Fieber. Werte darunter gelten als „fiebrig" oder „subfebril".

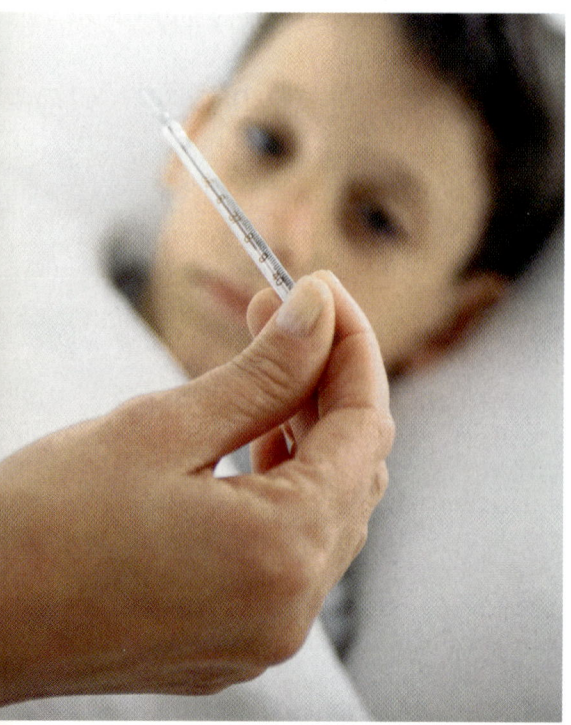

Rektal lässt sich die Körpertemperatur am genauesten bestimmen. Die Werte liegen um etwa 0,5 °C höher als die im Mund gemessenen.

Ursachen

Fieber ist keine Krankheit! Es ist vielmehr eine normale und gesunde körperliche Reaktion auf das Einwirken von etwas Fremdem. Das können Mikroorganismen sein wie Bakterien oder Viren, aber auch ein Splitter, der in die Haut eingedrungen ist. Fieber begleitet alle entzündlichen Prozesse. Es kann außerdem darauf hinweisen, dass die Wärmeregulationskraft des Menschen zu schwach ist; dann reagiert der Organismus schon bei geringer Belastung mit leichtem Fieber. Oder das Kind verarbeitet damit etwas anderes, das viel Kraft gekostet hat, seelisch und/oder körperlich.

Fieber entsteht auch, wenn der Körper durch Wind, Nässe und Kälte unterkühlt wird. Die Gegenreaktion mit Wärme schützt ihn vor dem Erfrieren und ist somit ein Überlebensprinzip. Denn alle Vitalfunktionen – Atmung, Kreislauf, Stoffwechsel – hängen davon ab, dass die Temperatur konstant um 37 °C liegt.

Tipp

Richtig Fieber messen

Benutzen Sie zum Fiebermessen am besten eines der gängigen Thermometer mit Digital-Anzeige. Elektronische Thermometer zum Messen an der Stirn oder im Ohr liefern häufig unzuverlässige Messwerte.

Fieber messen Sie am besten im Mund unter der Zunge oder – noch exakter – im After. Wenn Sie die Spitze des Thermometers mit etwas Salbe einfetten, rutscht es leicht in den After hinein und stört das Kind auch nicht. Messen Sie unter der Zunge, sollte das Thermometer 3–4 Minuten liegen bleiben, die Messung im After geht mit 1–2 Minuten wesentlich schneller.

Bei Säuglingen messen Sie das Fieber am besten auf dem Wickeltisch, während das Kind auf dem Rücken liegt. Um den After gut zu erreichen, heben Sie die Beinchen an und sprechen dabei beruhigend mit dem Kind. Kleinkinder können sich im Bett auf die Seite drehen, so dass Sie das Thermometer gut zwischen den Pobacken in den After schieben können. Während des Messens bleibt das Kind am besten auf der Seite liegen, und Sie erzählen währenddessen eine kleine Geschichte.

Anzeichen und unterstützende Maßnahmen

Wenn ein Kind zu fiebern beginnt, ist es auffällig blass und kühl, es friert leicht oder bekommt sogar Schüttelfrost, häufig erbricht es auch und wirkt seltsam apathisch. Denn der Organismus ist ganz und gar darauf konzentriert, die Temperatur im Körperinneren zu erhöhen, indem er die Durchblutung der Haut verringert und den Stoffwechsel in der gesamten Muskulatur ankurbelt. Spielen, Essen und Verdauen sind dann eine unnötige Belastung, denn der Körper braucht alle Energie, um das Fieber zustandezubringen. Das zeigt sich auch daran, dass das Kind flach und schnell atmet und das Herz wesentlich schneller schlägt als sonst. Der Puls kann bis auf 140 Schläge in der Minute ansteigen. Kinder verkraften das gut.

In dieser Situation dürfen Sie auf keinen Fall das Fieber zu senken versuchen, weder durch Medikamente noch durch Wadenwickel. Wichtig ist vielmehr, den Körper durch Wärme von außen darin zu unterstützen, die erwünschte Fiebertemperatur möglichst zügig zu erreichen: mit warmen Decken, Wärmflasche, heißem Tee. Auch feucht-warme Pulswickel um die Handgelenke mit Arnika-Essenz unterstützen den Wärmeorganismus. Dazu 1 Esslöffel Essenz in einem viertel Liter heißem Wasser lösen, ein Baumwolltaschentuch darin tränken und um die Handgelenke wickeln, mit einem Wolltuch (Stulpen) abdecken. Den Pulswickel alle zehn Minuten erneuern, aber nicht häufiger als dreimal hintereinander. Wenn das Kind währenddessen einschläft, kann der Pulswickel liegenbleiben.

Auch eine Einreibung mit Lavendel- oder Solum Öl unterstützt den Wärmeorganismus.

Bei Kindern klettert das Fieber häufig rasch auf 39–40 °C. Durch die Wärme verbraucht es recht viel Flüssigkeit, weshalb Sie darauf achten sollten, dass das Kind immer genügend trinkt, am besten dünnen, warmen Tee, verdünnte naturreine Säfte, aber nie kalt, immer zimmerwarm. Gönnen Sie dem Kind viel Ruhe (Radio, Fernseher, Computer bleiben ausgeschaltet), dunkeln Sie das Zimmer etwas ab und geben Sie, wenn überhaupt, nur sehr leichte Kost zu

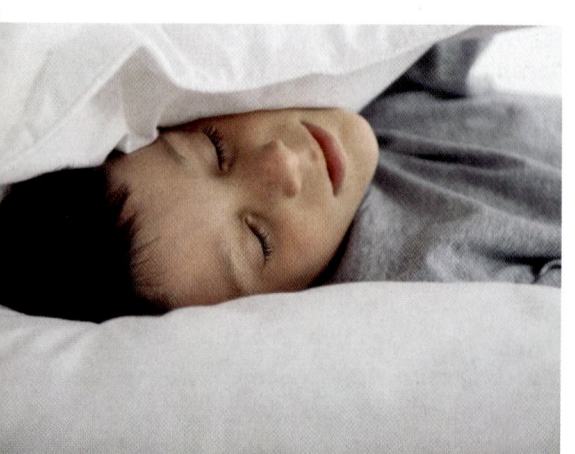

essen. Keine Sorge, wenn das Kind während der Fiebertage abnimmt. Es holt den Verlust anschließend schnell und mit Riesenappetit wieder ein.

Behandlung

Das Fieber kann ruhig 1–2 Tage lang hoch bleiben, dann haben Viren und Bakterien kaum Überlebenschancen, und ein Infekt klingt rasch wieder ab. Steigt das Fieber über 39,9 °C, hält es zu lange an und stört es den Nachtschlaf oder ist das Kind davon sehr benommen und unruhig, können Sie es senken, indem Sie das Kind lauwarm abwaschen, ihm einen Wadenwickel oder einen Einlauf machen. Wichtigste Voraussetzung dafür ist, dass der Fieberhöhepunkt bereits erreicht ist und dass vor allem die Waden und Füße richtig gut warm sind. Dies ist ein Zeichen dafür, dass das Kind das Zuviel an innerer Wärme über die Haut an der Peripherie (Füße, Beine) loszuwerden versucht.

Wadenwickel. Für den Wadenwickel tauchen Sie ein Baumwolltuch (Stoffwindel, Küchenhandtuch) in lauwarmes (etwa 32 °C) Wasser, dem Sie etwas Zitronensaft oder Obstessig zugesetzt haben. Das Tuch auswringen und glatt um jede Wade wickeln (vom Fußgelenk bis unter das Knie). Mit einem Wolltuch umwickeln oder Kniestrümpfe anziehen. Das Kind mit der Bettdecke oder einer Wolldecke zudecken.

Ist das Fieber sehr hoch, die Wickel nach einer Viertelstunde erneuern, aber nicht häufiger als dreimal hintereinander. Anschließend eine halbstündige Pause einlegen. Insgesamt können Sie diese Prozedur dreimal wiederholen – allerdings ist das Fieber meist schon nach einer Wickelserie deutlich gesunken. Und unter 38,5 °C sollte es auch nicht gedrückt werden – sonst wird der Organismus zu stark belastet und die Abwehrkraft geschwächt. Anschließend schlafen die Kinder meist ein.

Werden die Füße während des Wickels kalt, sollten Sie die Tücher sofort abnehmen und den Wickel beenden.

Abwaschung. Das Wasser für eine Abwaschung sollte ebenfalls lauwarm sein. Reiben Sie das Kind mit einem Waschlappen am ganzen Körper ab und tupfen Sie es dann nur leicht trocken. Anschließend Pyjama oder Nachthemd wieder anziehen und zurück ins Bett. Sie können dem Waschwasser etwas Pfefferminztee zusetzen, das erfrischt.

Unterstützend können Sie Ferrum phosphoricum comp. (Globuli), Infludo (Tropfen, bei fiebrigen grippalen Infekten älterer Kinder) sowie Apis Belladonna (Globuli) und Aconitum/China comp., Kamillen- oder Viburcol-Zäpfchen geben.

Fiebernde Kinder gehören grundsätzlich ins Haus. Der Körper braucht möglichst gleichbleibende Wärme und keine zusätzliche Belastung wie Wind oder Sonne. Ob Bettruhe sinnvoll ist, hängt davon ab, wie krank das Kind und wie hoch das Fieber ist. Ist das Kind zwei Tage fieberfrei, kann es wie gewohnt wieder nach draußen.

Weil die Lippen leicht austrocknen, sollten Sie sie mehrmals täglich mit einem Fettstift eincremen.

Bei diesen Anzeichen zum Arzt

Wenn das Fieber trotz Wadenwickel weiter steigt, wenn es höher ist als 39,9 °C oder länger als zwei bis drei Tage anhält, sollten Sie einen Arzt rufen. Es ist besser, wenn er dann einen Hausbesuch macht, denn mit einem hoch fiebernden Kind sollten Sie keine Ausflüge machen, auch nicht in die Arztpraxis und schon gar nicht mit öffentlichen Verkehrsmitteln.

Bleibt die Haut bei sehr hohem Fieber (über 40 °C) immer noch kühl, sollten Sie einen Arzt rufen.

Sinnvolle Arzneimittel

▮ Aconitum/China comp., Globuli oder Zäpfchen für Kinder (Wala)
▮ Apis Belladonna, Globuli (Wala)
▮ Arnika-Essenz (Wala)

- Ferrum phosphoricum comp., Globuli (Weleda)
- Infludo, Tropfen (Weleda)
- Kamillenblüten, Pfefferminze (getrocknet)

- Lavendelöl: Lavandula Oleum aethereum 10 % (Wala)
- Ratanhia-Mundwasser (Weleda)
- Solum Öl (Wala)
- Viburcol, Zäpfchen (Heel).

Fieberkrampf

Ein Fieberkrampf ist eine anlagebedingte Reaktion auf einen schnellen Anstieg oder auch ein sehr rasches Absinken der Körpertemperatur, seltener auch auf besonders hohes Fieber (um 40 °C). Er tritt nur im Säuglings- und Kleinkindalter auf, später nicht mehr.

Manche Kinder haben nur einmal im Leben einen Fieberkrampf, andere neigen häufiger dazu.

Ein Fieberkrampf entsteht vorwiegend in der Anstiegsphase des Fiebers zwischen 38 und 39 °C und vor allem im Zusammenhang mit Infekten. Das Kind wird plötzlich sehr blass, verdreht die Augen oder bekommt einen ganz starren Blick, manchmal hält es den Atem an, und die Gliedmaßen werden plötzlich steif. Es ist kaum ansprechbar und kann für 1–5 Minuten ohnmächtig werden. Manchmal beginnen Arme, Beine oder das Gesicht zu zucken.

Nach wenigen Minuten ist der ganze Spuk vorbei. Das Kind kommt wieder zu sich, wird wieder rosig, das Zucken hört auf. Und meistens ist es anschließend ziemlich müde und schläft schnell ein.

So unheimlich das Ganze aussieht und so erschreckend es beim ersten Mal erscheint, so harmlos ist ein Fieberkrampf meistens – und so selten: Nur etwa fünf Prozent aller Kinder haben irgendwann einmal einen Krampf bei Fieber, vielfach bleibt er einmalig und kommt nicht häufiger vor.

Behandlung

- Am wichtigsten: Ruhe bewahren. Sorgen Sie dafür, dass das Kind nicht friert. Wenn es erbricht, legen Sie es auf die Seite, damit es das Erbrochene nicht einatmet.
- Rufen Sie den Arzt.
- Ein Fieberzäpfchen (mit Paracetamol) ist nicht sinnvoll, weil es zwar das Fieber relativ rasch auf niedrigere Temperaturen drückt, aber nur kurze Zeit wirkt. Steigt die Körpertemperatur dann wieder an, kommt es relativ leicht erneut zu Krampfanfällen. Besser ist es, die Temperatur konstant

unter 40 °C zu halten, indem Sie Wadenwickel machen oder das Kind mit lauwarmem Wasser kurz abreiben.

- Wenn Sie wissen, dass ein Kind zu Fieberkrämpfen neigt, sollten Sie grundsätzlich darauf achten, dass es immer warm genug angezogen ist. Falls es dann infektbedingt Fieber bekommt, steigt dieses nicht so abrupt an. Außerdem sollten Sie bei jeder Erkrankung, die mit Fieber einhergeht, die Temperatur mit Wadenwickeln oder Abwaschungen niedrig halten.
- Lassen Sie sich vom Arzt ein Zäpfchen mit einem krampflösenden Wirkstoff verschreiben (Diazepam), das Sie im Notfall geben können, wenn der Fieberkrampf länger als drei bis fünf Minuten dauert.

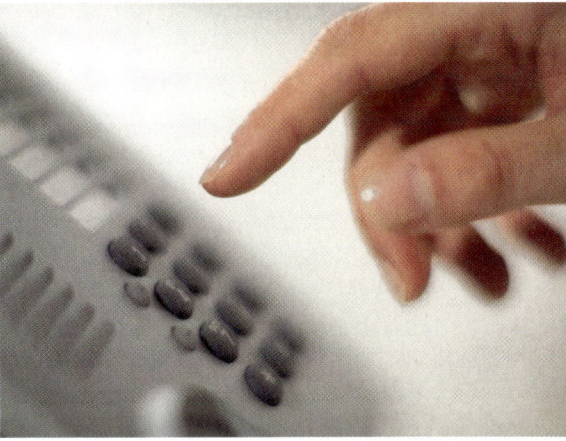

Bei diesen Anzeichen zum Arzt

Wenn der Fieberkrampf nach 3–5 Minuten vorbei ist, brauchen Sie das Kind erst am Tag danach dem Arzt vorzustellen. Hält er länger an, sollten Sie unverzüglich den Notarzt alarmieren (über Feuerwehrnotruf 112). Er kann den Krampf medikamentös lösen.

Wenn das Kind im Anschluss an den Fieberkrampf den Kopf nicht auf die angezogenen Knie senken kann, sollten Sie es ebenfalls unbedingt zum Arzt bringen. Es könnte sich um eine Gehirnhautentzündung handeln.

Sinnvolle Arzneimittel

Bei Kindern, die zu Fieberkrämpfen neigen, kann der Arzt so genannte Rectiolen mit dem Wirkstoff Diazepam verschreiben. Rectiolen sind kleine Plastiktuben mit einer langen Tülle. Krampft das Kind sehr stark und lang, können Sie den Inhalt der Plastiktube über die Tülle in den Enddarm drücken. Von dort tritt das Mittel in den Blutkreislauf über und kann den Krampfanfall unterbrechen.

Dreitagefieber

Viele Babys bekommen in der zweiten Hälfte des ersten oder im zweiten Lebensjahr ein „Dreitagefieber", auch „Exanthema subitum" genannt, „plötzlicher Hautausschlag". Nomen est omen: Ganz plötzlich, aus heiterem Himmel, bekommt das Kind hohes Fieber bis 40 °C, das unbeeinflussbar über zwei bis drei Tage anhält. Meist am dritten Tag sinkt das Fieber dann schlagartig ab, und es zeigt sich ein Hautausschlag, der den ganzen Körper mit Ausnahme des Gesichts mit zahllosen rötlichen Flecken überzieht. Danach ist alles wieder vorbei.

Ursache dieser harmlosen Krankheit ist eine Infektion mit Viren aus der Herpes-Familie.

Die Kinder erholen sich nach dem Fieber rasch. Häufig können sie anschließend Fähigkeiten entwickeln, die sie vorher noch nicht hatten, z. B. Krabbeln, Kriechen, Laufen, Sprechen.

Dreitagefieber brauchen Sie nicht zu behandeln. Lassen Sie das Kind ruhig fiebern – bis 40,2 °C brauchen Sie keine Sorge zu haben. Im Gegenteil: Wenn Sie das Fieber über die drei Tage, die die Krankheit dauert, zulassen, wird der Organismus mit den Viren auch schnell fertig. Stören Sie ihn nicht dabei, indem Sie das Fieber senken.

Sorgen Sie dafür, dass das Kind neben den üblichen Stillmahlzeiten bzw. der Breikost viel trinkt, am besten ungesüßten Fencheltee. Ansonsten braucht es nur Ruhe. Erst wenn weitere Symptome dazu kommen, sollten Sie im Zweifelsfall einen Arzt aufsuchen.

Was Sie bei Fieberkrämpfen tun sollten, lesen Sie auf Seite 78f.

Zahnungsbeschwerden

Dass bei Babys die Milchzähne durchbrechen, merken Sie vor allem daran, dass das Kind stärker sabbert als sonst und ständig auf irgendetwas herumkaut: auf den Fingern, der Faust, dem Kuscheltier, Bauklötzen oder sonstigen Gegenständen, die der Zahnleiste einen kräftigen Widerpart bieten.

Manchmal fiebert das Kind auch etwas oder bekommt einen Infekt (Schnupfen, Husten, Ohrenschmerzen). Das ist kein Wunder, denn Zähne zu bekommen ist anstrengend, und die Infektabwehr kann dabei schon etwas nachlassen. Deshalb ist es sinnvoll, in dieser Zeit darauf zu achten, dass das Kind immer gut warm ist.

Sie können das Zahnen unterstützen, indem Sie dem Kind etwas in die Hand geben, worauf es gefahrlos herumkauen kann, am besten Schwarzbrotkanten. Auch eine Veilchenwurzel können Sie in der Apotheke besorgen.

Das knorrige Stück Wurzel ist anfangs sehr hart, aber mit dem Einspeicheln wird es nachgiebiger und bekommt genau die Konsistenz, die beim Zahnen angenehm ist. Auch wirken die in der Wurzel enthaltenen Öle lokal etwas schmerzlindernd. Gegenüber den Plastik-Beißringen, die im Kühlschrank aufbewahrt werden und über die Kälte schmerzdämpfend wirken, hat die Veilchenwurzel den Vorteil, dass sie nicht aus Kunststoff besteht und keine Weichmacher enthält.

Sie können die Zahnleiste auch mit homöopathisch verdünntem Arnika-Wurzelextrakt oder in etwas Wasser gelöstem Ratanhia-Mundwasser einreiben, um Schmerzen und Schwellung zu lindern. Osanit Globuli haben sich ebenfalls bewährt. Tritt Fieber auf, können Sie dem Kind Apis Belladonna (Globuli) geben. Auch Kamillen- oder Viburcol-Zäpfchen bzw. Fieber- und Zahnungszäpfchen sind hilfreich.

Bei diesen Anzeichen zum Arzt

Zahnungsbeschwerden müssen in aller Regel nicht ärztlich behandelt werden. Lediglich bei sehr starken Schmerzen

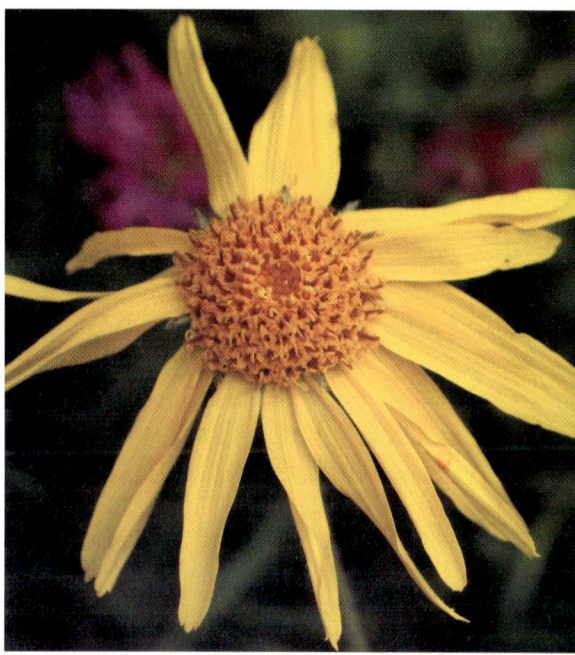

▲ Arnika

oder auffälligen Schwellungen an der Mundschleimhaut sollten Sie den Arzt zu Rate ziehen.

Sinnvolle Arzneimittel

- Arnica Rh D 3, Tropfen (Weleda)
- Apis Belladonna, Globuli (Wala)
- Belladonna/Chamomilla, Globuli (Wala)
- Fieber- und Zahnungs-Zäpfchen (Weleda)
- Osanit, Globuli (Zappenfeldt Pharma)
- Ratanhia Mundwasser (Weleda)
- Viburcol, Zäpfchen (Heel).

„Wachstumsschmerzen"

Manche Kinder, Jungen häufiger als Mädchen und vorwiegend im Alter zwischen 7 und 10 Jahren, klagen über heftige Schmerzen im Schienbein oder Knie. Sie treten mal rechts, mal links auf, manchmal auch an beiden Beinen, vorwiegend nachts oder am Abend. Solche „Wachstumsschmerzen" beruhen vermutlich auf einer vermehrten Knochenaufbautätigkeit, die zu einer höheren Spannung im Skelett führt. Und zwar vor allem dort, wo das Längenwachstum der Unterschenkel bestimmt wird, also in den Wachstumsfugen unterhalb der Gelenkpfannen des Kniegelenks. Dort ist der Knochenstoffwechsel besonders aktiv, was dazu führt, dass der Knochen hier besonders intensiv wächst. Und genau dort treten häufig die Schmerzen auf und ziehen am Schienbein entlang nach unten.

Ähnliches kann auch am Fußgelenk vorkommen, dann schmerzt der ganze Fuß, und das Laufen und Auftreten ist unangenehm.

Behandlung
- Schienbein und Knie abends vor dem Schlafengehen mit Solum Öl einreiben
- Zur Nacht unterhalb des Knies ein Salbenläppchen mit Zinnsalbe (Stannum metallicum) auflegen (mit Verbandmull befestigen).

- Morgens und abends Symphytum comp. (Globuli) oder eine Messerspitze homöopathisch verarbeitetes Meteoreisen (Pulver) im Mund zergehen lassen. Das kosmische Eisen wirkt ausgleichend auf das Stoffwechselgeschehen.

Bei diesen Anzeichen zum Arzt
Wenn das Kind über anhaltende Schmerzen im Schienbein klagt, die auch tagsüber anhalten, wenn diese sich nur auf ein Bein erstrecken und außerdem eine Schwellung oder Überwärmung an der schmerzenden Stelle zu beobachten ist, sollten Sie einen Arzt aufsuchen. Er sollte dann abklären, was hinter diesen Beschwerden steckt.

Sinnvolle Arzneimittel
- Ferrum sidereum D 6, Pulver (Weleda)
- Solum Öl (Wala)
- Stannum metallicum 5 %, Salbe (Weleda)
- Symphytum comp., Globuli (Wala).

Kinderkrankheiten

Zu den typischen Krankheiten, die vorwiegend und sinnvollerweise im Kindesalter auftreten, gehören Röteln, Windpocken, Mumps, Masern und Keuchhusten. Auf diese Krankheiten wollen wir hier näher eingehen.

Röteln

Röteln sind die mit Abstand harmloseste, aber auch wichtigste Krankheit, die ein Kind durchmachen sollte. Die Antikörper, die es dabei ausbildet, halten ein Leben lang vor.

Auslöser sind Röteln-Viren, die über Tröpfcheninfektion übertragen werden.

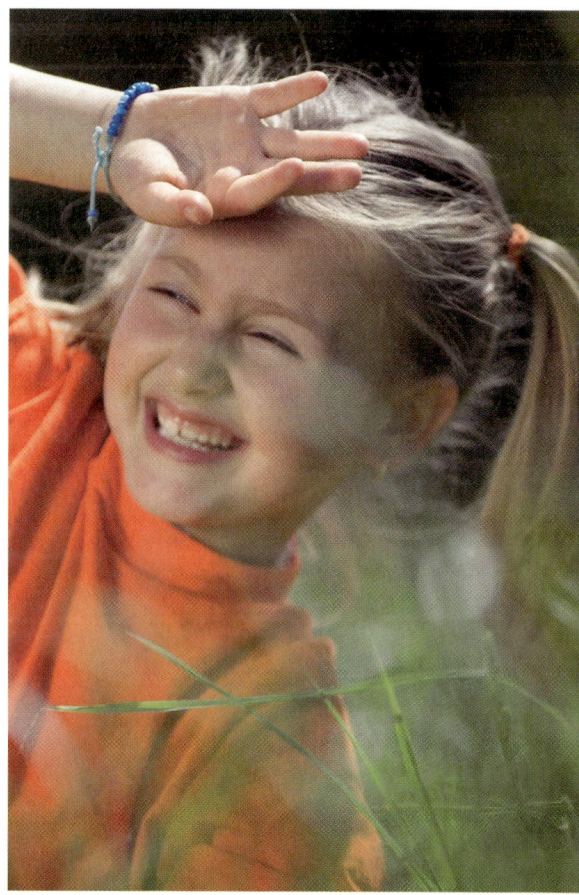

Typisch für Röteln sind die roten Punkte, die den ganzen Körper gleichmäßig fleckig überziehen. Von Masern sind Röteln leicht dadurch zu unterscheiden, dass bei Röteln die Lymphknoten beidseits der Wirbelsäule im Bereich von Nacken und Hinterkopf anschwellen. Auch ist das Allgemeinbefinden bei Masern viel mehr beeinträchtigt (siehe Seite 87). Bei Röteln tritt lediglich leichtes Fieber auf, ähnlich wie bei einem grippalen Infekt. Alle Symptome klingen nach 2–4 Tagen folgenlos ab.

Alle diese Anzeichen können aber auch fehlen. Ob das Kind die Röteln hatte, lässt sich dann nur erkennen, indem die

Antikörper-Titer im Blut bestimmt werden. Das zu wissen, ist besonders bei Mädchen bzw. jungen Frauen wichtig. Wenn sie später in den ersten vier Monaten einer Schwangerschaft an Röteln erkranken, weil sie keine schützenden Röteln-Antikörper haben, besteht ein hohes Risiko, dass die Virusinfektion das Kind schwer schädigt. Wenn ein Mädchen mit 15–16 Jahren also keine Röteln-Antikörper hat, sollte sie unbedingt geimpft werden und den Impfschutz alle zehn Jahre auffrischen lassen.

Bei Röteln sind keine Behandlungsmaßnahmen erforderlich.

Windpocken

Windpocken treten am häufigsten bei Kleinkindern im Vorschulalter auf, können aber auch später bei Schulkindern und Jugendlichen und sogar im Erwachsenenalter vorkommen. Auslöser sind Herpes-Viren, die buchstäblich mit dem Wind herangeweht werden und so hochinfektiös sind, dass eine Ansteckung auch über mehrere Meter Entfernung möglich ist (z. B. durchs geöffnete Fenster von einem Stockwerk zum anderen).

Die Krankheit beginnt mit leichtem Fieber und Mattigkeit. Schon nach wenigen Tagen zeigen sich am gesamten Körper (außer an den Hand- und Fußflächen), teilweise auch an der Kopfhaut, rötliche Pickel, gekrönt von kleinen, wässrigen Bläschen, die stark jucken. Dieser Ausschlag kann auch innerlich auf allen Schleimhäuten, also z. B. in der Scheide, in Mund oder Darm auftreten (ein häufiger Grund, wenn Kinder in dieser Zeit über Bauchweh klagen). Manchmal sind auch die Bindehäute der Augen in Mitleidenschaft gezogen, dann sollten Sie das Kind unbedingt einem Augenarzt vorstellen.

Die Bläschen trocknen innerhalb weniger Tage ein und heilen folgenlos ab, indem sich kleine Krusten bilden. Nur wenn die juckenden Bläschen aufgekratzt werden und sich mit Keimen infizieren, bilden sich meist kleine Narben.

Eine Windpocken-Erkrankung dauert selten länger als eine bis maximal zwei Wochen. Nur bei Kindern, deren Haut z. B. durch Neurodermitis oder eine andere Hauterkrankung sehr empfindlich ist, verläuft die Krankheit oft schwerer und heilt dann auch langsamer aus.

Etwa nach einer Woche, wenn alle Krusten der Bläschen abgefallen sind, ist das Kind nicht mehr ansteckend und kann wieder in den Kindergarten oder in die Schule.

Sind die Windpocken überstanden, bleiben die Herpesviren dennoch im Körper, indem sie sich in Nervenschaltstellen (Synapsen) zurückziehen. Von dort aus können sie, meist erst im Erwachsenenalter, wenn die Abwehrkräfte durch Stress oder andere Krankheiten stark geschwächt sind, erneut „aufblühen". Dann lösen sie jedoch nicht erneut Windpocken aus, sondern eine Gürtelrose (Herpes zoster).

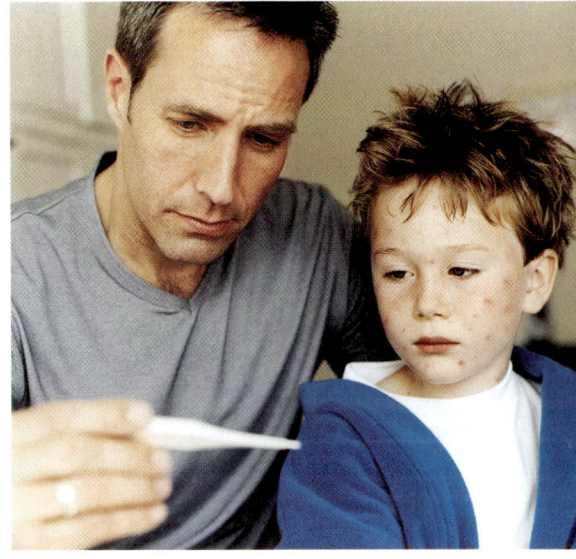

Behandlung

Bettruhe ist nur erforderlich, wenn das Kind fiebert und sich sehr matt fühlt. Ansonsten kann es zuhause spielen, lesen oder malen. Wichtig ist, dass das Kind die Bläschen nicht aufkratzt, weil sie sich dann leicht entzünden und Narben hinterlassen. Schneiden Sie deshalb dem Kind die Fingernägel möglichst kurz, dann sind sie weniger scharf, und es sammelt sich weniger Schmutz darunter.

Um den teilweise sehr quälenden Juckreiz zu lindern, können Sie die Bläschen mit Eichenrinden-Lotion oder Zink-Schüttelmixtur betupfen. Dann trocknen sie auch schneller aus.

Bäder sind erst sinnvoll, wenn die Krusten abzufallen beginnen. Ein Zusatz von Eichenrinde (Quercus) ist auch dann sinnvoll; die darin enthaltenen Gerbstoffe bewirken, dass sich die Haut oberflächlich zusammenzieht und nicht so stark aufquillt.

Falls die Mundschleimhaut juckt, lassen Sie das Kind immer wieder mit Salzwasser (1 Teelöffel Salz in einem Glas Wasser auflösen) oder Ratanhia-Mundwasser gurgeln.

Bett- und Unterwäsche sowie Pullis und Hosen sollten glatt und aus Baumwolle sein, sonst juckt der Ausschlag noch mehr (also keine Frotteebettlaken oder -bezüge benutzen).

Bei diesen Anzeichen zum Arzt

Wenn die Schleimhäute stark in Mitleidenschaft gezogen sind, sollten Sie das Kind einem Arzt vorstellen. Hat sich eine Windpocke am Augenlid gebildet, sollten Sie einen Augenarzt aufsuchen, um überprüfen zu lassen, ob die Infektion sich auch auf die Hornhaut ausgedehnt hat.

Sinnvolle Arzneimittel

- Eichenrinden-Badezusatz und -Lotion (Tannolact, Tannosynt)
- Quercus-Essenz (Wala)
- Ratanhia-Mundwasser (Weleda)
- Zink-Schüttelmixtur (Apotheke).

Mumps

Mumps wird im Volksmund auch „Ziegenpeter" genannt. Die Krankheit wird von Mumps-Viren ausgelöst und durch Tröpfcheninfektion übertragen. Betroffen sind überwiegend Klein- und Schulkinder zwischen vier und zehn Jahren, Mädchen seltener als Jungen.

An Mumps erkrankte Kinder haben hamsterartig aufgeblähte Wangen, weil die Ohrspeicheldrüsen anschwellen. Meist beginnt die Krankheit auf der einen Seite, einige Tage später kommt dann die andere hinzu. Kauen und Schlucken fallen schwer, die Kinder mögen deshalb oft nichts essen. Häufig setzt auch Fieber ein, allerdings selten über 38–39 °C. Nach einer Woche geht die Schwellung zurück.

Im Vorfeld dieser Symptome können verschiedenste Beschwerden auftreten, allerdings nicht zwingend bei jedem Kind. Einige fühlen sich einfach nur sehr matt und krank, andere erbrechen und haben kolikähnliche Bauchkrämpfe. Manchmal schwellen auch nur die Wangen an, und das Fieber bleibt aus.

Selten und vor allem bei älteren Kindern und Jugendlichen kann die Infektion auf die Keimdrüsen (Hoden oder Eierstöcke) übergreifen, so dass sich diese entzünden. Die Hoden werden dann sehr druckempfindlich, schwellen an und schmerzen. Mädchen klagen über Bauchweh, vor allem auch beim Anspannen der Bauchmuskeln (z. B. beim Lachen oder Aufstehen). Solche Entzündungen können, müssen aber nicht dazu führen, dass das Kind im Erwachsenenalter unfruchtbar ist. Da die Entzündung meist nur einen der beiden Hoden oder Eierstöcke betrifft, bleibt der andere auf jeden Fall voll funktionsfähig.

Sehr selten kommt es vor, dass sich die Hirnhaut entzündet (Meningitis, bei

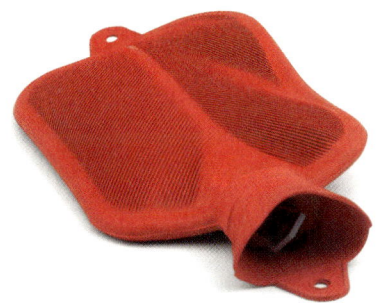

Behandlung

Eine Wärmflasche oder feucht-warme Umschläge mit warmem Aconit-Schmerzöl (Wala) um den geschwollenen Hals und am Ohr tragen dazu bei, dass die Schwellung rasch abklingt und weniger weh tut.

Damit den Kindern das Essen leichter fällt, sollten sie warme Suppen oder Brei bekommen. Achten Sie darauf, dass das Essen nicht viel Fett enthält.

Jungen eher als bei Mädchen). Ein typischer Hinweis dafür ist, dass das Kind im Sitzen den Kopf nicht ohne starke Schmerzen auf die Brust oder die angezogenen Knie senken kann. Dann sollten Sie das Kind nach Rücksprache mit einer Kinderärztin oder einem Kinderarzt in ein Krankenhaus bringen.

Falls Wangen und Hals schmerzen, weil das von den Ohrspeicheldrüsen gebildete Sekret nicht abfließt, können Sie das Kind Kaugummi kauen oder saure Gurken oder Früchte wie Apfelsinen und Pampelmusen essen lassen. Das regt den Sekretabfluss an.

Sehr selten werden Kinder infolge einer Mumpserkrankung schwerhörig. Dazu kommt es, wenn die Entzündung auf das Innenohr und damit auf den Hörnerv übergegriffen hat.

Medikamente sind bei Mumps nicht erforderlich.

Masern

Masern sind eine sehr ansteckende Krankheit, die durch Masern-Viren ausgelöst und über Tröpfcheninfektion übertragen wird. Säuglinge sind normalerweise durch die während der Schwangerschaft über den Mutterkuchen (Plazenta) übertragenen Antikörper sechs bis acht Monate lang vor einer Ansteckung geschützt. Das gilt allerdings nur, wenn die Mutter als Kind Masern hatte. Mütter, die nur dagegen geimpft wurden und nicht erkrankt sind, können diesen „Nestschutz" in aller Regel nicht übertragen, weil sie, wenn überhaupt, zu wenige oder gar keine Antikörper im Blut haben.

Damit die Krankheit nicht im Erwachsenenalter auftritt, sollten Ärztin oder Arzt bei Geimpften im Alter von 20 bis 25 Jahren die Antikörper gegen Masern bestimmen und ggf. nachimpfen.

Anzeichen

Masern beginnen mit erkältungsähnlichen Beschwerden wie Schnupfen, Halsweh, Husten, geröteten Augen. Nach drei bis vier Tagen klingen die Symptome ab, das Fieber geht etwas zurück, steigt dann aber rasch wieder auf 39–40 °C oder höher an. Meist hinter den Ohren beginnend, überzieht jetzt ein feinfleckiger, rötlicher, leicht juckender Ausschlag den ganzen Körper, auch Arme und Beine. Das Gesicht erscheint aufgedunsen und schwammig, in den Atemwegen entsteht viel Schleim. Das Kind ist sehr matt, licht- und lärmempfindlich, hat keinen Appetit und ein starkes Ruhebedürfnis. Häufig verkleben die Augen und schwellen zu, so dass Sie sie mit lauwarmem Wasser oder Ringel-

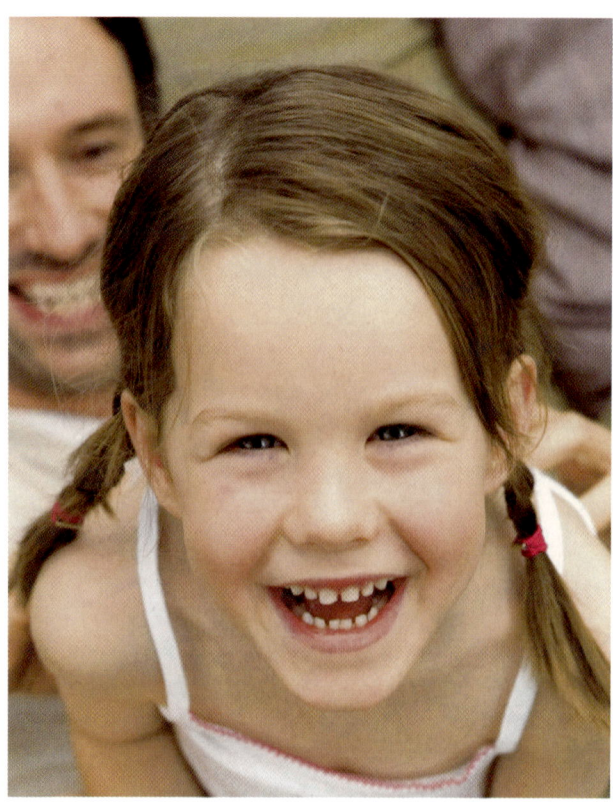

blumentee reinigen müssen. Ohrenschmerzen können auf eine Mittelohrentzündung hinweisen.

Nach drei bis fünf Tagen geht der Ausschlag langsam – so, wie er gekommen ist – zurück, das Kind bleibt aber noch längere Zeit matt und ermüdet rasch.

Sehr selten bezieht die Infektion das Gehirn mit ein (Hirnentzündung, Enzephalitis). Das Kind kann dann den Kopf nur unter Schmerzen heben, ist auffallend schläfrig und wirkt apathisch. Dann sollten Sie das Kind rasch in ein Kinderkrankenhaus bringen.

Kopfschmerzen sind nicht generell ein Hinweis für eine Hirnentzündung. Sie deuten eher darauf hin, dass die Krankheit sich auch auf das Gehirn auswirkt, ohne dass eine akute Entzündung vorliegt.

Da die Abwehr der Masernviren das Immunsystem stark beansprucht, können sich leicht andere Krankheitserreger zusätzlich einnisten. Deshalb sind Masern häufig von einer Mittelohr- oder Lungenentzündung begleitet.

Behandlung

An Masern erkrankte Kinder brauchen vor allem Ruhe (kein Radio, keine Musik- oder Märchen-Kassetten bzw. -CDs, kein Fernsehen, kein Computer) und ein abgedunkeltes Zimmer. Das hohe Fieber trägt maßgeblich dazu bei, dass der Körper die Krankheit gut bekämpfen kann. Bei Temperaturen zwischen 39 und 40 °C sterben die Masernviren ab. Sie müssen das Fieber also erst senken, wenn es über 40 °C steigt, und dann am besten mit Wadenwickeln oder einem Einlauf.

Damit das Kind den juckenden Hautausschlag nicht aufkratzt, können Sie es mehrmals täglich mit einem feuchtkühlen Lappen abwaschen.

An Medikamenten sind sinnvoll: Kamille- oder Viburcol-Zäpfchen, Apis Belladonna (Globuli), Argentum met. praep. D30 (Pulver), Argentum/Quarz (Globuli). Zur Nachbehandlung geben Sie dem Kind noch zwei bis drei Wochen einmal täglich Globuli mit Arnica D20 oder D30.

Achten Sie darauf, dass die Nase nicht verstopft ist, damit das Sekret gut abfließen kann und sich keine Mittelohrentzündung ausbildet.

Da das hohe Fieber stark austrocknet, sollten die Kinder viel trinken, am besten warme Gemüsebrühe oder dünnen Kräutertee. Der Appetit kehrt zurück, wenn das Fieber sinkt.

Wenn Fieber und Ausschlag abgeklungen sind, müssen Sie darauf achten, dass

Sie dem Kind noch nicht zu viel zumuten (keine Spielplatzbesuche, keine Ausflüge oder Besuche bei anderen Kindern). Lassen Sie es zu Hause spielen und achten Sie darauf, dass es mittags schläft. Es ist meist noch schwach, so dass die Gefahr für Folgeinfektionen durch andere Viren und Bakterien steigt. Erst drei Wochen nach überstandener Krankheit sollte es wieder Kindergarten oder Schule besuchen.

Bei diesen Anzeichen zum Arzt

Masern sollten Sie grundsätzlich ärztlich behandeln lassen.

Wenn das Kind nicht mehr genügend trinkt, wenn das Bewusstsein beeinträchtigt ist oder Schmerzen beim „Knieküsschen" auftreten (siehe oben), sollten Sie unverzüglich einen Arzt rufen oder das Kind ins Krankenhaus bringen.

Sinnvolle Arzneimittel

- Alles, was Sie zur Behandlung von hohem Fieber brauchen (siehe Seite 77f.)
- Alles, was bei Schnupfen (siehe Seite 40f.) und Mittelohrentzündung (siehe Seite 50ff.) sinnvoll ist
- Apis Belladonna, Globuli (Wala)
- Argentum metallicum praeparatum D30, Pulver (Weleda)
- Argentum/Quarz, Globuli (Wala)
- Arnica e planta tota D20 oder D30, Globuli (Wala)
- Chamomilla comp., Zäpfchen (Weleda).

Keuchhusten

Keuchhusten (Pertussis) ist heute nicht mehr so verbreitet wie früher, weil mehr geimpft wird und an Keuchhusten erkrankte Kinder meist sofort Kindergarten- oder Schulverbot erhalten, damit sie andere nicht anstecken.

Die Krankheit wird durch Keuchhusten-Bakterien ausgelöst, die z. B. beim Niesen von Mensch zu Mensch übertragen werden (Tröpfcheninfektion). Nicht die Bakterien selbst, sondern die von ihnen im Organismus produzierten Giftstoffe bewirken die typischen Krankheitssymptome.

Säuglinge erhalten von der Mutter während der Schwangerschaft meist keine ausreichende Zahl von Antikörpern gegen Keuchhusten, auch wenn die Mutter die Krankheit bereits durchgemacht hat. Deshalb besteht während der ersten sechs Lebensmonate kein sicherer „Nestschutz" gegen diese Krankheit. Falls sich Babys bei älteren Geschwistern oder deren Spielkameraden mit

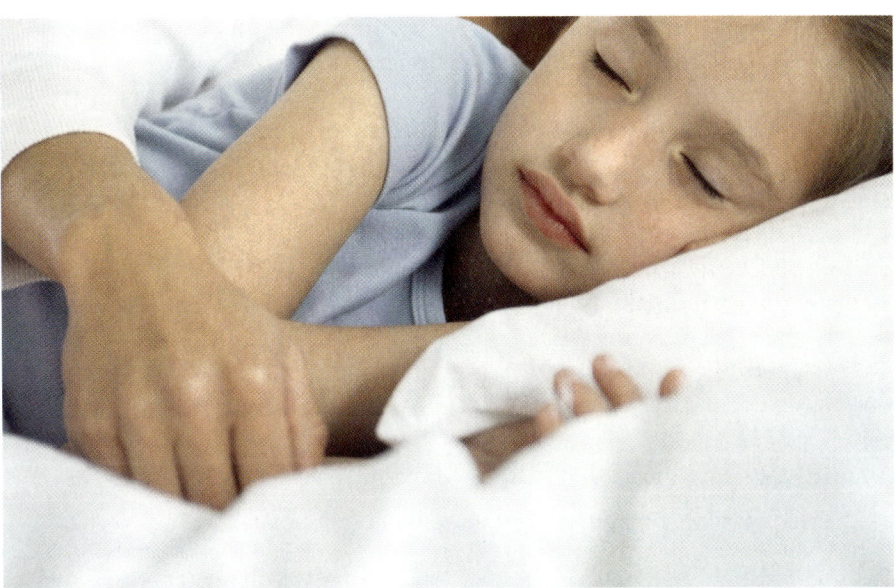

Keuchhusten angesteckt haben, können sie mit Antibiotika vor der Erkrankung geschützt werden. Eine Impfung nützt in diesen Fällen wenig, weil sie dreimal wiederholt werden muss, bevor der Schutz komplett ist, und dann ist das Kind sowieso mindestens sechs bis sieben Monate alt und hat die gefährliche Phase hinter sich.

Anzeichen

Die ersten Anzeichen bei Keuchhusten ähneln denen einer normalen Erkältung: Schnupfen, Husten, gerötete oder entzündete Augen, leichtes Fieber. Nach drei bis vier Wochen treten dann die typischen Keuchhusten-Merkmale auf: Die Kinder husten stakkatoähnlich heftig und mehrfach hintereinander – vorwiegend in der Nacht –, bekommen dabei kaum noch Luft, laufen im Gesicht blau-rot an und ziehen nach dem letzten Husten die Luft keuchend ein. Danach erbrechen sie oft und schlafen rasch erschöpft wieder ein. Solche Hustenattacken treten oft mehrfach hintereinander auf. Deshalb ist Keuchhusten für die Kinder zwar anstrengend und kräftezehrend (und ebenso für die Eltern), aber keineswegs bedrohlich. Tagsüber kommen die Hustenanfälle wesentlich seltener vor, die Kinder sind in den Zeiten zwischen den Hustenattacken weitgehend beschwerdefrei und erscheinen fast gesund. In dieser Zeit können sie auch spielen, lesen oder malen und müssen nicht das Bett hüten.

91

Bis die Krankheit vollständig ausgeheilt ist, können acht bis zehn Wochen vergehen. In den ersten vier bis sechs Wochen dürfen die Kinder wegen der Ansteckungsgefahr nicht in die Schule oder in den Kindergarten.

Teilweise bekommen Kinder im Rahmen einer Keuchhusten-Erkrankung eine Mittelohrentzündung, Bronchitis oder Lungenentzündung. Solche Infektionen entstehen aufgrund des geschwächten Abwehrsystems und gehen nicht auf Keuchhusten-Bakterien zurück.

Behandlung

Wichtig ist, dass Sie das Kind während der Hustenanfälle beruhigen und ihm Sicherheit und Geborgenheit vermitteln, weil die Atemnot jedes Kind mehr oder weniger stark in Panik versetzt. Stützen Sie das Kind im Bett ab oder nehmen Sie es auf den Schoß und sprechen Sie tröstend auf das Kind ein.

Während der Hauptphase der Krankheit ist es meist sinnvoll, dass Vater oder Mutter neben dem Kind schläft, um sofort helfen zu können, wenn es nachts einen Hustenfall bekommt und womöglich auch etwas erbricht. Stellen Sie alles, was Sie brauchen (z. B. Schüssel, Waschlappen, Wasserschale zum Abwischen von Stirn und Gesicht, eine Thermoskanne mit warmem Kräutertee), schon vor dem Zubettgehen bereit, damit Sie in der Nacht nicht lange suchen müssen und unnötig hektisch werden.

Sorgen Sie dafür, dass das Kind viel trinkt, weil es beim Erbrechen viel Flüssigkeit verliert.

Medikamentös können Sie Belladonna Rh D 6 (Tropfen) und Tartarus stibiatus D4 (Pulver) im zweistündlichen Wechsel mit Cuprum aceticum D4 (Tropfen) und Equisetum arvense Rh D 6 (Tropfen) geben. Auch die fertigen Mischungen Pertudoron 1 und 2 oder Monapax-Hustensaft können sinnvoll sein.

Ein Lavendelölwickel sowie Einreibungen mit Plantago Bronchialbalsam zur Nacht (siehe Seite 29) erleichtern das Einschlafen und dämpfen den Hustenreiz.

Bei diesen Anzeichen zum Arzt

Sehr selten kommt es vor, dass sich im Rahmen der Keuchhusten-Erkrankung das Gehirn entzündet. Anzeichen dafür sind Fieber, Kopfschmerzen, Erbrechen, Lichtempfindlichkeit, Nackensteife (der Kopf kann nicht oder nur unter starken Schmerzen auf die Brust oder die angezogenen Knie gesenkt werden). Dann muss das betroffene Kind sofort ins Krankenhaus.

Bei Säuglingen verläuft Keuchhusten oft sehr viel dramatischer und bedrohlicher als bei älteren Kindern. Sie bekommen bei den Hustenanfällen kaum noch Luft, häufig setzt die Atmung kurzfristig sogar völlig aus. An Keuchhusten erkrankte Babys sollten deshalb stationär im Krankenhaus behandelt werden.

Treten im Lauf der Erkrankung Fieber und anhaltende Hustenanfälle auf, sollten Sie ebenfalls den Arzt aufsuchen.

Sinnvolle Arzneimittel

- Belladonna Rh D 6, Tropfen (Weleda) zusammen mit Cuprum aceticum D4, Tropfen (Weleda)
- Equisetum arvense Rh D 6, Tropfen (Weleda) zusammen mit Tartarus stibiatus D4, Pulver (Weleda) im 1–2-stündlichen Wechsel
- Lavendelöl: Lavandula Oleum aethereum 10 % (Wala)
- Monapax, Hustensaft (Nattermann)
- Pertudoron 1 und 2, Tropfen (Weleda)
- Plantago Bronchialbalsam (Wala) oder Hustenbalsam (Weleda).

Soll ich mein Kind impfen lassen – und wenn ja, wogegen?

Es ist wohl eine der umstrittensten Fragen in der Kinderheilkunde, wann und wogegen ein Kind geimpft werden sollte. Vielfach ist es heute üblich, schon Säuglinge im dritten Lebensmonat mit Fünf- oder gar Sechsfach-Impfstoffen zu behandeln. Ob sich das nicht auch negativ auf das Immunsystem auswirken kann, ist noch nicht geklärt.

Anthroposophische Ärzte sprechen sich gegen einen Impfzwang und für eine individuelle Entscheidung aus. Eltern und Kinderarzt sollten gemeinsam Für und Wider abwägen und im Hinblick auf die persönliche Lebenssituation zu einer Entscheidung kommen.

Aktuelle und wichtige Informationen finden Sie im Internet unter www.aerzte-fuer-individuelle-impfentscheidung.de

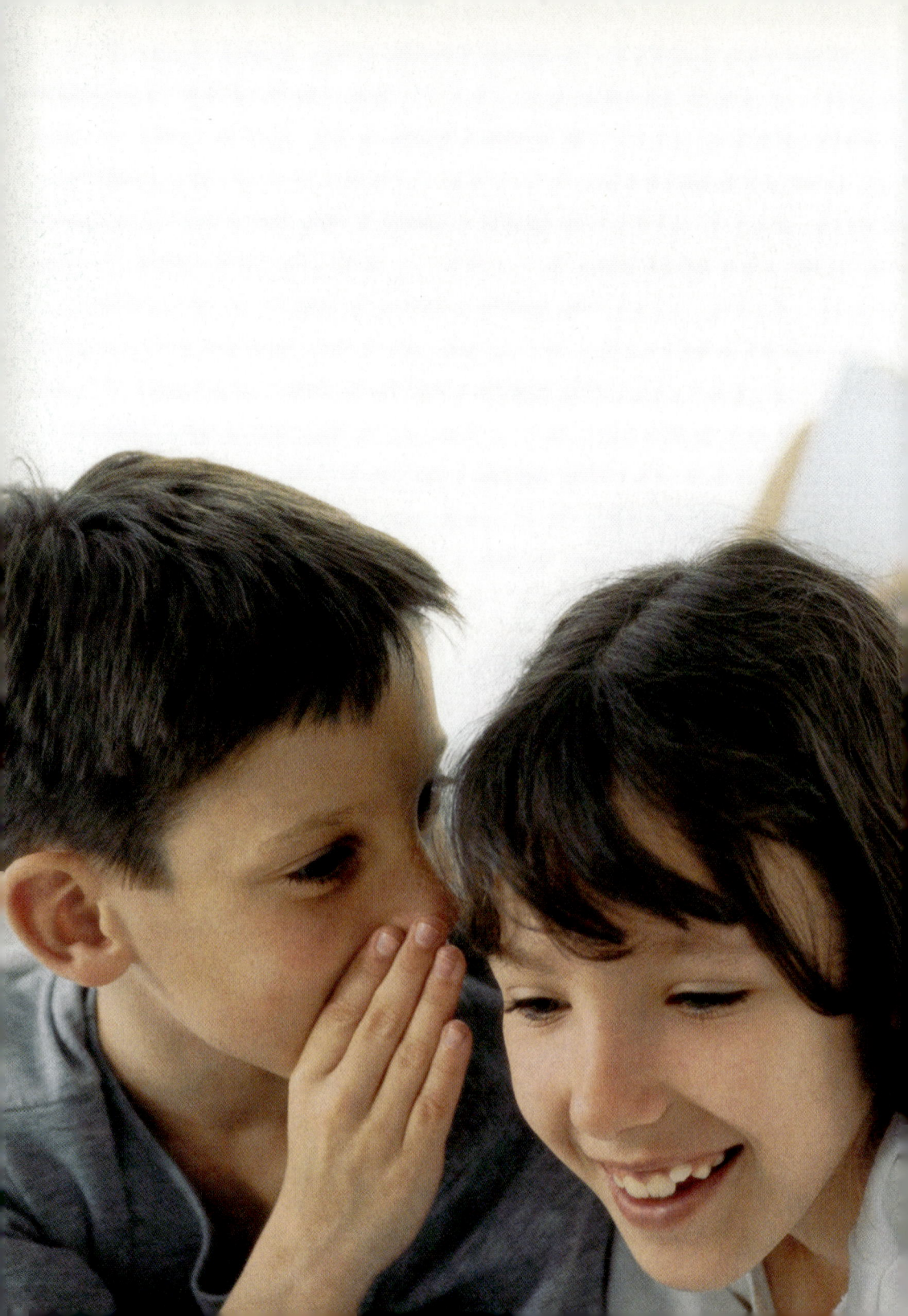

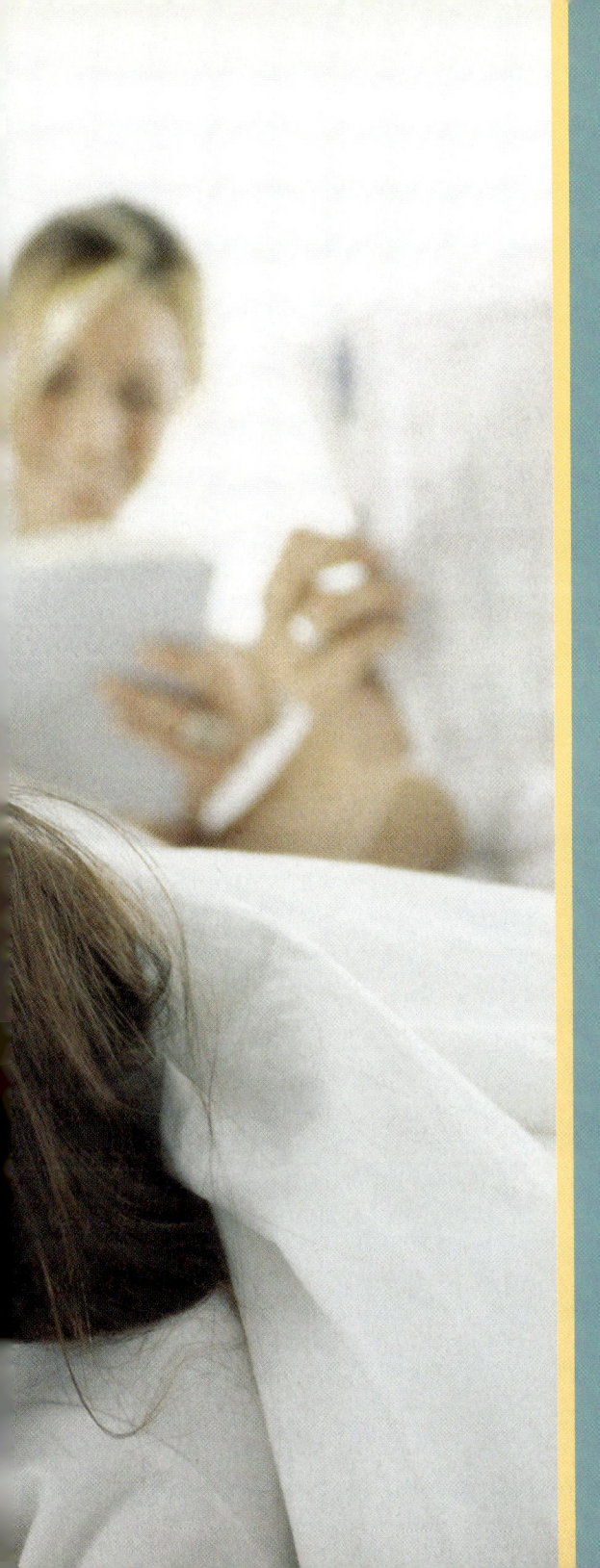

Gesunde Kindheit

Damit ein Kind gesund aufwachsen kann, sind vor allem vier Faktoren wichtig: gesunde Nahrung, angemessene Kleidung, ein rhythmischer Tages- und Wochenablauf sowie viel Bewegung.

Gesunde Nahrung – von Anfang an

Das Stillen

Die beste Kost für Neugeborene und Säuglinge bis zur Vollendung des ersten Lebensjahres ist Muttermilch. Ein halbes Jahr sollten Kinder voll gestillt werden, dann erst kommt Breikost hinzu. Sind die Zähnchen durchgebrochen, kann das Kind auch festere Kost bekommen.

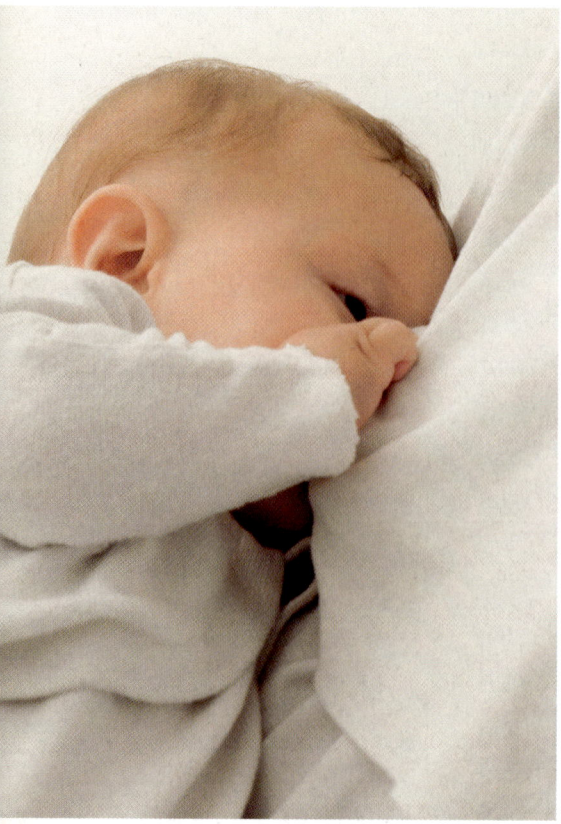

Stillen ist aus vielerlei Gründen für das Baby das Beste:

- Muttermilch ist exakt an die Bedürfnisse und Möglichkeiten des kindlichen Darmes angepasst. Sie enthält alle wichtigen Nährstoffe, die das Baby in seinen ersten Lebenstagen und -monaten braucht. So enthält beispielsweise die wässrige Vormilch, die das Baby als Erstes unmittelbar nach der Geburt trinkt, Stoffe, die den zu dieser Zeit noch extrem durchlässigen Darm von innen „abdichten", damit keine fremden Eiweißstoffe in den noch hochsensiblen Blutkreislauf des Kindes eindringen können. Auf diese Weise schützt Muttermilch auch vor Allergien, die durch solche Eiweißkörper (z. B. aus Fertigmilch auf Kuhmilchbasis) ausgelöst werden können.

- Sie enthält Abwehrstoffe aus dem Blut der Mutter, die das Kind vor Infektionskrankheiten schützen. Dieser „Nestschutz" bewahrt vor allen Krankheiten, die die Mutter selbst durchgemacht hat.

- Der Kiefer kann sich gesund entwickeln, denn die Kiefermuskulatur wird etwa 60-mal so stark beansprucht wie beim Trinken aus der Flasche. Die ausgeprägten Bewegungen, die der Kiefer beim Saugen an der Brust machen muss, tragen maßgeblich dazu bei, dass er später mit dem Oberkiefer gut zusammenpasst, dass weder ein Unter- noch ein Oberbiss entsteht und die Zähne allseits genügend Platz haben. Zahnfehlstellungen kommen bei gestillten Kindern deshalb seltener vor als bei Flaschenkindern.

- Gestillte Kinder trinken immer nur so viel und so oft, wie sie brauchen und vertragen. Dadurch kommt es selten zu Fehlernährung und später auch seltener zu krankhafter Fettsucht.
- Stillen schützt vor Karies.
- Die enge Verbindung zwischen Mutter und Kind beim Stillen unterstützt wie nichts Anderes die seelische Entwicklung des Kindes.

Aber auch Mütter haben etwas davon, wenn sie ihr Baby mindestens sechs bis zwölf Monate lang stillen:

- Beim Stillen zieht sich die Gebärmutter zusammen, was die Rückbildung beschleunigt.
- Mütter, die zwei Kinder jeweils über ein Jahr gestillt haben, erkranken seltener an Typ-2-Diabetes.
- Stillen schützt vor Brustkrebs.

Bei allen Unsicherheiten oder Problemen zum Thema Stillen sollten Mütter nicht zögern, eine Hebamme um Rat zu fragen. Das gilt vor allem für die ersten Wochen und Monate nach der Geburt. Viele Frauen stillen ab, weil sie sich un-

sicher fühlen oder Angst haben, dass das Kind nicht satt wird. Im Gespräch mit der Hebamme lässt sich vieles dann relativ einfach klären, so dass die Stillzeit für Mutter wie Kind rundum schön und erfüllend ist.

Trotzdem bleibt es natürlich jeder Frau selbst überlassen, ob sie sich für oder gegen das Stillen entscheidet. Für das Kind ist es aber mit Sicherheit das Beste.

Tipp

Saft – nicht zu früh und nicht zu sauer

Im zweiten Lebenshalbjahr können Sie dem Baby erstmals verdünnte Obst- oder Gemüsesäfte geben. Mit Zitrusfrüchten, Aprikosen, Erd-, Johannis- und Stachelbeeren sollten Sie allerdings vorsichtig sein: Sie enthalten zu viel Säure und führen bei Kindern zu wunder Haut im Windelbereich. Besser sind naturreine Säfte (selbst gepresst oder aus kontrolliertbiologischem Anbau) aus Karotte, Apfel oder Rote Bete. Später können Sie auch Kirsch-, Birnen- und Pfirsichsaft geben. Achten Sie darauf, dass das Kind nicht zu viel davon bekommt, wenige Teelöffel genügen für den Anfang.
Als richtiges Getränk zum Durstlöschen sollten alle Säfte grundsätzlich verdünnt werden, am besten mit stillem Mineralwasser (ohne Kohlensäure) oder mit Tee.

Flaschennahrung

Ist das Stillen – aus welchen Gründen auch immer – nicht möglich, müssen Sie auf Fläschchennahrung zurückgreifen. Das Angebot an Fertigmilchprodukten ist mittlerweile ausgesprochen vielfältig, und es ist nicht ganz einfach, sich darin zurechtzufinden. Die Bezeichnungen richten sich danach, welche Kohlenhydrate die Milch enthält.

▌ Produkte, die nur Laktose (Milchzucker) enthalten, tragen die Vorsilbe „Pre" vor dem Produktnamen (früher: „adaptierte" Milch). Diese Milch ist relativ dünnflüssig, weshalb sie oft nur in den ersten vier Wochen nach der Geburt gegeben wird.

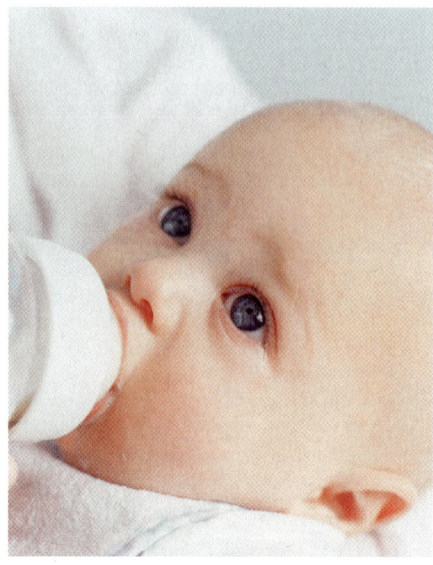

▌ Produkte, die neben Milchzucker auch Stärke und weitere Kohlenhydrate enthalten, tragen die Ziffer „1" im Namen (früher: „teiladaptierte" Milch). Sie ist etwas dickflüssiger als die „Pre"-Milch und sättigt stärker.

▌ Ab dem 5. Lebensmonat kommt dann die so genannte „Folgemilch" mit den Ziffern „2" oder „3" zum Einsatz. Die Kinder können aber genauso gut auch die „1"-Milch weiterhin bekommen.

Fertigmilch kann nach der Geburt und ab dem 6. Monat zusätzlich zur Breikost gefüttert werden.

Wenn beide Eltern Allergiker sind und somit eine hohe Wahrscheinlichkeit besteht, dass auch das Baby die Anlage für eine Allergie haben könnte, sollte es mit „hypoallergener" („HA"-)Milch gefüttert werden. Bei diesem Milchpulver wird das Kuhmilcheiweiß chemisch so aufgespalten, dass es seine allergenen Eigenschaften verliert.

Reine Kuhmilch dürfen Sie dem Baby im ersten Lebensjahr auf keinen Fall zu trinken geben, sie würde wegen ihres hohen Eiweiß- und Mineralstoffgehalts die Nieren des Kindes zu sehr belasten.

Gemüsebrei – die erste Beikost

Frühestens nach dem fünften, spätestens ab dem siebten Lebensmonat sollten Babys zusätzlich zur Muttermilch oder Fläschchennahrung etwas Brei bekommen. Denn in diesem Alter fangen viele Kinder schon an zu rollen und zu robben, sie sind länger wach und bekommen mit, dass das Lebenselixier nicht nur aus der Mutterbrust fließt, sondern dass es so etwas wie Frühstück, Mittag- und Abendessen gibt, bei dem Eltern und Geschwister von Tellern essen. Das ist natürlich hochinteressant und will nachgeahmt werden.

Anfangs ersetzt der Brei am besten die mittägliche Stillmahlzeit. Wenn das Kind etwa 150 Gramm Brei isst, wird es davon satt. Nach 2–3 Monaten kann ein Getreidebrei (siehe Seite 101) das Stillen am Abend erübrigen (das kuschelige Stillen vor dem Schlafengehen können Sie ruhig noch beibehalten). Auf diese Weise schleichen Sie sich langsam aus dem Stillen aus, und der Übergang ist nicht so abrupt wie beim Abstillen von einem Tag auf den anderen.

Als erster Brei eignen sich gemuste Karotten am besten. Sie schmecken von Natur aus leicht süßlich. Vor allem aber enthalten sie wie alle Wurzelgemüse viele Mineralstoffe, die der kindliche Organismus jetzt in besonders hohem Maße braucht. Füttern Sie den Brei vom

Babys und Kleinkinder brauchen kein Salz!

Wenn Sie Gemüsebrei zubereiten und ihn probieren, wird er Ihnen seltsam fade vorkommen – so sehr ist die Zunge Erwachsener an salzige und würzige Speisen gewöhnt! Die Geschmacksknospen des Babys jedoch sind noch ganz „unverdorben", sie schmecken jede feinste Nuance. Für ein Kind ist so ein erster Gemüsebrei deshalb eine wahre Geschmackssensation, die nicht durch Gewürze verfälscht werden sollte.
Verzichten Sie also im ersten Lebensjahr des Kindes auf jegliches Salz – das Gemüse enthält genügend Mineralstoffe, so dass der Bedarf an Salzen ausreichend gedeckt wird. Und auch im zweiten Lebensjahr sollten Sie mit Salz noch sehr sparsam sein. Isst das Kind dann bereits das normale Familienessen mit, sollten Sie seine Portion abzweigen, bevor Sie das Gericht würzen.

Löffel. Besonders babygerecht sind Perlmutt-Löffel wegen der abgerundeten Kanten.

Auch Rote Bete, Pastinaken, Fenchel, Blumenkohl, Broccoli, Kohlrabi, Mangold, Spinat, Zucchini, Gurke und Kürbis sind Gemüsesorten, die Babys gut vertragen. Sie schmecken von allein, ohne jeden Zusatz von Gewürzen (die für Babys sowieso nicht sinnvoll sind), aromatisch. Alle Gemüse müssen grundsätzlich gekocht und püriert werden, sonst kann sie das Kind nicht verwerten. Damit die Vitamine und Mineralstoffe nicht zerstört werden, sollten Sie das Gemüse in nur wenig Wasser dämpfen und beim Pürieren etwas Butter oder einen Teelöffel kaltgepresstes Öl (Sonnenblumenöl, Maiskeimöl) dazugeben, damit auch die fettlöslichen Vitamine aufgenommen werden können.

Tipp

Rezept: Gemüsebrei

150–180 Gramm Gemüse (aus kontrolliert-biologischem Anbau) putzen, waschen, in Stücke schneiden und in etwas Wasser ohne Salz dünsten, bis es gar ist. Mit dem Kochwasser im Mixer oder mit dem Mixstab pürieren und zum Schluss etwas Butter oder Öl unterrühren.
Nach diesem Grundrezept können sie jedes Gemüse ohne viel Aufwand selbst zubereiten.

Achten Sie beim Kauf von Gemüse und Obst für Kinder generell auf eine gute Qualität. Produkte aus biologisch-kontrolliertem oder biologisch-dynamischem Anbau (Demeter-Qualität) enthalten keine Schadstoffe und sind für Ihr Kind am besten geeignet. Konventionelle Ware, die in Super- oder Discount-Märkten angeboten wird, ist dagegen häufig schadstoff- und düngemittelbelastet und kommt für die Zubereitung von Babynahrung nicht in Frage.

Gläschen mit Babykost dagegen sind streng schadstoffkontrolliert. Sie enthalten auch nicht zuviel Nitrate oder andere dem Kind weniger zuträgliche Stoffe. Allerdings ist die konventionelle Babykost ausnahmslos mit synthetischen Vitaminen angereichert – Folge einer EU-Verordnung. Bei Demeter-Gläschen ist das kaum oder nur in sehr geringen Mengen nötig.

Außer dem Karottenbrei können Sie dem Kind auch Brotrinden und Apfelschnitze geben, beides wird gern gelutscht und zermatscht und schmeckt dann entsprechend süß.

Geben Sie dem Kind ruhig eine Woche lang jeden Tag die gleiche Sorte Gemüsebrei. Kinder brauchen in diesem Alter keine große Abwechslung beim Essen, und der Brei selbst ist so aufregend neu, dass es eher von Nachteil wäre, dem Kind jeden Tag etwas anderes zuzumuten. Es ist vollauf damit beschäftigt, die ungewohnte Kost auszuprobieren – jeden Tag aufs Neue und mit großer Begeisterung. Aus dem gleichen Grund sollten Sie auch nicht mehrere Gemüsesorten mischen.

Der erste Getreidebrei

Etwa vier Wochen nach dem ersten Gemüsebrei, also im siebten Lebensmonat, können Sie die Stillmahlzeit am frühen Abend durch einen weiteren Brei ersetzen: Getreidebrei, milchfrei und mit etwas Obst.

Am besten sind dafür Vollkorngetreideflocken oder -schrot, z. B. aus Hirse oder Reis, die sich speziell als Babynahrung eignen. In diesen Flocken ist das volle Korn so aufgeschlossen, dass es einerseits alle Nährstoffe enthält, andererseits aber vom Kind gut vertragen wird und keine Blähungen oder Darmkrämpfe auslöst. Diese Getreideflocken gibt es in verschiedenen Sorten als „Vollkorn-Säuglings-Nahrung" im Bioladen oder Reformhaus. Auch Polenta (Maisgrieß) können Sie dem Kind geben – allerdings in einer sehr breiigen Form, nicht so schnittfest wie in Gerichten für Erwachsene. Nach einem weiteren Monat können Sie die Getreidepalette auf Dinkel und Grünkern ausdehnen (ebenfalls als Flocken oder Schrot).

Weizen, Hafer und Gerste enthalten Gluten und sollten erst im zweiten Lebensjahr gegeben werden, weil sie nicht selten eine Unverträglichkeitsreaktion (Zöliakie, Darmentzündung) auf dieses Getreideeiweiß auslösen können. In Frage kommen ebenfalls die geschroteten Körner, ebenso Grieß oder so genannte Thermo-Grütze, in der das Korn schon gut aufgeschlossen ist und die schnell gar ist und wunderbar nussigwürzig schmeckt.

Tipp

Richtig süßen

Kinder können und dürfen Süßes essen. Und ein schön gesüßter Getreidebrei ist ein wunderbar sättigendes Abendessen. Allerdings ist weißer Haushaltszucker denkbar ungeeignet, weil er keinerlei Nährstoffe mehr enthält. Verwenden Sie besser Vollrohrzucker aus Zuckerrohr, der noch alle Vitamine und Mineralstoffe enthält. Auch Birnen- oder Apfeldicksaft sowie Ahornsirup sind geeignete Süßungsmittel. Honig kommt erst im zweiten Lebensjahr in Frage, weil er mit Bakterien (Clostridium botulinum) verunreinigt sein kann. Die von diesen Bakterien abgesonderten Giftstoffe können schwere Verdauungsstörungen verursachen (Übelkeit, Erbrechen, Darmkrämpfe, Durchfall). Im zweiten Lebensjahr werden die Darmbakterien mit diesen Keimen fertig, so dass Honig dann problemlos gegessen werden kann.

Auch Vollkorn-Zwieback eignet sich als Breikost – muss allerdings vorher in Stücke gebrochen oder zerbröselt und gut eingeweicht werden.

Als Obstzusatz eignet sich gemuster Apfel am besten. Aber auch vollreife Bananen oder – jahreszeitlich orientiert – Kirschen, Pfirsiche, Pflaumen und Aprikosen, jeweils gerieben, gemust oder gematscht, können Sie verwenden, frisch oder als Kompott. Achten Sie bei frischem Obst aber unbedingt darauf, dass die Früchte richtig reif sind: Unreifes Obst verursacht Kleinkindern häufig Bauchschmerzen. Das meiste Beerenobst (z. B. Johannis- oder Stachelbeeren) vertragen Kleinkinder wegen des hohen Säureanteils weniger gut. Das gilt auch für Birnen und Zitrusfrüchte.

Getreidebrei können Sie darüber hinaus mit allen möglichen Gemüsesorten variieren und hin und wieder auch einen Klacks Frischkäse zufügen.

Der Übergang zur normalen festen Kost

Sobald das Kind seine ersten Zähne bekommt, kann es auch üben, diese zu benutzen – mit Brotrinden und was es sonst noch zu kauen gibt (ein Stück Möhre oder Apfel). Später können dann die ersten Butterbrote, in kleine Stückchen geschnitten und vorzugsweise als Vollkorn-Feinbrot, verspeist werden. Auch Nudeln und Kartoffeln kommen jetzt eher mal auf den Tisch.

Und je älter das Kind wird, desto mehr kann es die ganz normale feste Kost am Familientisch mitessen. Allerdings sollten Sie den Anteil des Kindes vor dem Würzen beiseitestellen, denn noch sind die Geschmacksknospen empfindlich und sollten nicht zu sehr gereizt werden.

Fleisch brauchen Kinder im ersten Lebensjahr gar nicht, und auch im zweiten sollten Sie sparsam damit umgehen. Ein bis zwei fleischhaltige Gerichte im Monat sind genug. Würstchen und Aufschnitt sind meist zu salzig und zu scharf gewürzt und deshalb nicht ratsam. Der Eiweißbedarf wird besser durch Milch, Quark (süß oder mit Kräutern), Joghurt, Käse, Getreide und Nüsse gedeckt.

Tipp

Gesundes Schulbrot

Kinder brauchen ein gutes Frühstück, bevor sie in die Schule gehen, und sie haben in der großen Pause nach den ersten beiden Schulstunden schon wieder anständig Hunger. Deshalb sollten Sie einem Kind immer ein vernünftiges Schulbrot mitgeben. Packen Sie Ihrem Kind immer auch etwas frisches Obst (Apfel, Birne, Banane) oder Rohkost (Kohlrabi, Möhre, Gurke) mit ein.

Es heißt nicht ohne Grund Mahl-Zeit

Frühstück, Mittag- und Abendessen sind heute seltener als früher ein Grund, um als Familie gemeinsam am Tisch zu sitzen. Morgens müssen Kinder und Eltern oft zu verschiedenen Zeiten aus dem Haus, viele Kinder essen mittags in der Mensa der Schule (und die Eltern in der Kantine am Arbeitsplatz), und abends kommen die Familienmitglieder meist zu unterschiedlichen Zeiten nach Hause.

Überlegen Sie, ob es nicht doch möglich wäre, wenigstens eine dieser Mahlzeiten gemeinsam einzunehmen (vor allem am Wochenende). Es stärkt den familiären Zusammenhalt und ermöglicht einen wechselseitigen Austausch. Und nehmen Sie sich Zeit für dieses Mahl. Es heißt nicht ohne Grund: „gut gekaut ist halb verdaut". Keinem Bauch bekommt es gut, wenn das Essen innerhalb von zehn Minuten hinuntergeschlungen wird.

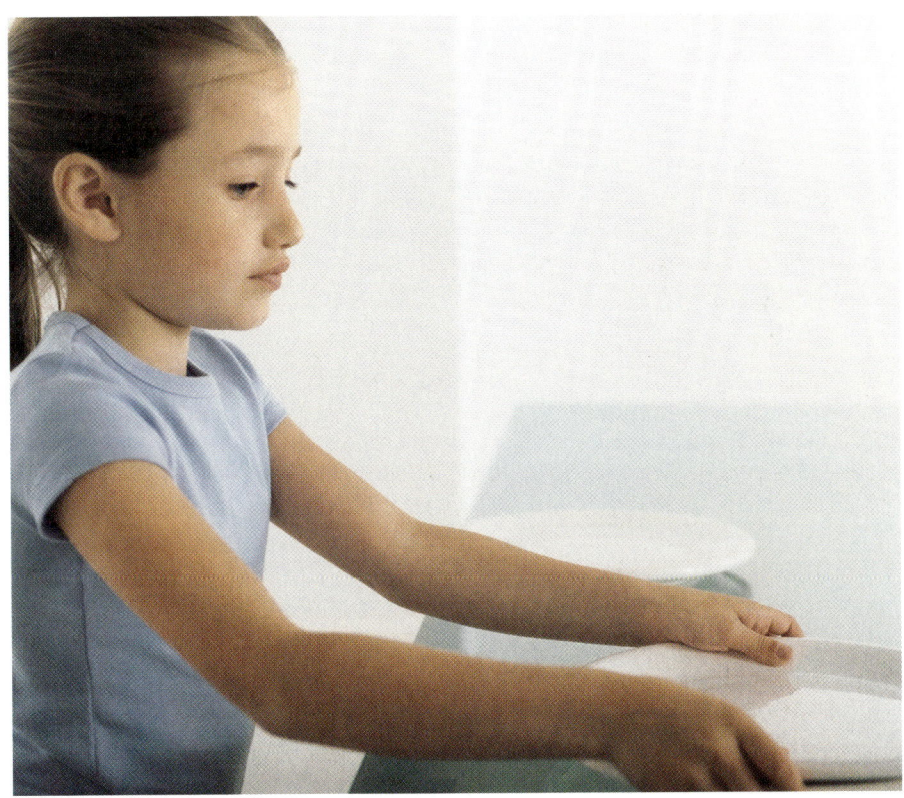

Rhythmus – Stütze und Orientierung

Rhythmische Vorgänge bestimmen unser Leben: die Jahreszeiten, Feste wie Fasching, Ostern und Weihnachten, der immer wiederkehrende Wechsel von Tag und Nacht, Wachen und Schlafen. Aber auch der menschliche Organismus ist vielerlei Rhythmen unterworfen, denn alle Lebensvorgänge erfolgen rhythmisch: Atmung, Herzschlag, Blutdruck, Verdauung, aber auch die Produktion von Nervenbotenstoffen und Hormonen sowie sämtliche Stoffwechselvorgänge, z. B. in der Leber. Sind diese natürlichen Rhythmen gestört, entstehen häufig Beschwerden: Verdauungsstörungen wie Blähungen, Völlegefühl und Verstopfung sind oft auf unregelmäßiges Essen zurückzuführen, auf den Verlust der Mahl-Zeit.

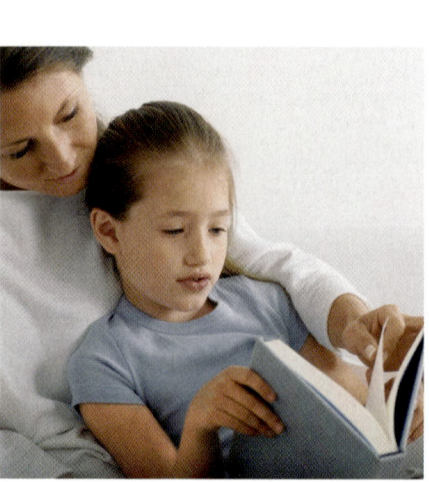

Rhythmus ist lebenstragend, er prägt unser gesamtes äußeres und inneres Leben. Ganz besonders bei Kindern. Denn ein gut strukturierter Tag mit möglichst gleich bleibenden Essens-, Aktivitäts- und Ruhezeiten bietet dem Kind größtmögliche Sicherheit und Geborgenheit. Es bekommt damit eine Orientierung, einen Rahmen, in dem es sich frei bewegen kann. Fehlt das, entsteht Unsicherheit, Verwirrung, Angst. Und nicht selten sind Verhaltensstörungen wie Hyperaktivität, Nervosität oder Konzentrationsschwächen darauf zurückzuführen, dass das Kind in seinem Alltag keinen Halt findet, weil gerade heute häufiger als früher kein Tag wie der andere verläuft und nichts Stabilität und Orientierung vermittelt.

Sorgen Sie also dafür, dass der Tag rhythmisch gegliedert ist. Das ist keine Aufforderung zu sklavischem Gehorsam. Rhythmus ist kein Takt, der stereotyp immer dasselbe verlangt. Rhythmus ist elastisch, flexibel, anpassungsfähig. Konkret: Ob das Kind morgens um 7:00 oder 7.30 Uhr frühstückt und mittags um 12:00 oder 12.30 oder 13:00 Uhr sein Mittagessen bekommt, ist ziemlich egal. In dieser Zeitspanne aber sollte es sein – und entsprechend gilt das auch für Mittagsschlaf (bei Kleinkindern bis zum Schulalter ist eine Stunde Schlaf physiologisch und sinnvoll), Spielen, Hausaufgabenmachen usw., und vor allem für das Schlafengehen.

Viele Schlafstörungen haben ihre Ursache darin, dass sich die Kinder nicht darauf verlassen können, dass zu einer bestimmten Zeit das Licht ausgeht. Halten Sie deshalb möglichst eine feste Zu-bettgehzeit ein (am besten 19 – 20 Uhr). Wenn Sie das Abendessen auf 17.30 – 18.30 Uhr legen, lässt sich das gut einrichten.

Rituale wie ein Morgen- oder Abendgebet, eine Gute-Nacht-Geschichte, ein gemeinsamer Rückblick auf den Tag erleichtern das Einhalten solcher Rhythmen.

Eurythmie – der „schöne Rhythmus"

Eine wunderbare Möglichkeit, die körperlichen und seelischen Rhythmen zu stärken, ist die Eurythmie. Sie wird auf der Bühne, in der Pädagogik und als Therapie (dann als Heileurythmie) ausgeübt. Der Begriff Eurythmie leitet sich aus dem Griechischen ab und bedeutet übersetzt „der schöne Rhythmus". Als „schön" gilt dabei das Übereinstimmen von Innen und Außen, wenn innere Vorgänge in äußerer Bewegung dargestellt werden oder wenn umgekehrt die äußere Bewegung Inneres erlebbar macht.

Eurythmie gehört in jeder Waldorfschule zum Unterrichtsprogramm. Sie hält die Kinder körperlich-seelisch be-weglich und fördert die Geschicklichkeit ebenso wie das Sprach- und musikalische Empfinden und die Eingliederung in die Gemeinschaft.

Heileurythmie setzt Sprache, Gebärden und Musik ein, die in eine speziell gestaltete Bewegung umgesetzt werden. Geübt wird im Stehen, Gehen, Sitzen oder Liegen.

Die Übungen wirken gezielt anregend, stärkend oder regulierend vor allem auf die rhythmischen Vorgänge im Organismus, besonders auf Kreislauf und Atmung, Koordination und Gleichgewicht, aber auch auf Stoffwechselvorgänge und allgemeine Beweglichkeit.

Bewegungsentwicklung: Weniger ist mehr

„Thomas kann schon sitzen, und das mit 6 Monaten!", „Valerie läuft schon – mit 10 Monaten!" – das sind häufig gehörte Äußerungen aus stolzem Elternmund. Aber ist es wirklich erstrebenswert, dass Kinder heute alles schneller und früher können? Wann muss ein Kind rollen, robben, krabbeln, stehen, laufen können? Müssen wir es dabei unterstützen, anfeuern, ermutigen und ihm nach Kräften helfen? Dazu schreibt die ungarische Kinderärztin Emmi Pikler (1902–1984) in ihrem Buch „Friedliche Babys – zufriedene Mütter": „Warum lassen wir

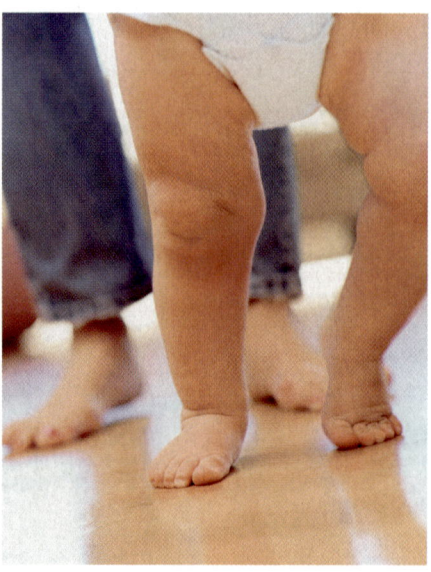

den Säugling sich nicht seinen eigenen Gesetzen gemäß entwickeln? Ist es nicht sonderbar, dass er ständig etwas anderes tun muss, als was ihm behagt? Übt er Bewegungen in Rückenlage, so drehen wir ihn auf den Bauch, bewegt er sich auf dem Bauch, setzen oder stellen wir ihn auf. Steht er, so führen wir ihn bei den Händen, damit er gehen lernt."

Wird das Kind aber in Haltungen gezwungen, die seiner Entwicklung vorauseilen, können sich die Muskeln nicht so aufbauen, wie es nötig wäre. Ein Kind hat mit vier Monaten weder die Stabilität noch die Kraft für das Sitzen. Und ein an den Händen geführtes Kind bekommt kein Gefühl für die Balance auf zwei kleinen Füßen.

Eltern, die ihr Kind dazu anhalten, sich möglichst früh aufzurichten und aufzustehen, erreichen damit also genau das Gegenteil ihrer Absichten: Das Kind wird unsicherer statt sicherer, es braucht länger, bis es frei sitzt und geht. Es kommt häufig sogar zu Haltungsschäden, die nur mit langwieriger, kostenträchtiger und mühsamer Krankengymnastik wieder wettgemacht werden können.

Lassen und Zeit lassen

Dabei wäre es so einfach, dem Kind eine gesunde Bewegungsentwicklung zu er-möglichen. Das Zauberwort dafür heißt: Zeit lassen. Für alles. Hektik, Unruhe, Leistungsdruck sind Gift für ein Klein-kind. Es kommt von ganz allein, ohne jedes Zutun der Erwachsenen, zum freien, aufrechten Stand – wenn es sich seinem individuellen Rhythmus gemäß verhalten darf. Wenn die Eltern ein Kleinkind dabei nicht von außen fördern oder antreiben, verläuft der Aufbau sei-ner Bewegungen völlig harmonisch: vom Liegen auf dem Rücken über das Drehen auf den Bauch, das Rollen und Robben, das Krabbeln und Kriechen, bis zum Stand und schließlich zum freien Gehen. Insgesamt dauert das alles annä-hernd zwei Jahre.

Rücken- oder Bauchlage?

Alle Bewegungen des kleinen Babys – das Strampeln, das Zappeln, die ru-dernden Armbewegungen – haben ihren Sinn. Sie lassen Muskeln entstehen, die das Kind braucht, um sich aufrichten zu können. Sie geben ihm eine Orientie-rung im Raum, ein Gefühl für den eige-nen Körper. Welch ein Erlebnis ist es doch für einen Säugling, zu entdecken, dass er Beine hat! Beine, die zu ihm ge-hören, an denen sogar noch ein Fuß ist, dessen fünf Zehen man einzeln und im ganzen in den Mund nehmen kann!

Solche Erfahrungen können Babys nur machen, wenn sie auf dem Rücken lie-gen. Es galt lange Jahre als besonders modern und fortschrittlich, ein Neuge-borenes auf den Bauch zu legen. Seit der „plötzliche Kindstod" in Zusammenhang mit der Bauchlage gebracht wurde, sind viele Eltern wieder davon abgekommen. Und das ist gut so. Ein Baby, das auf dem Rücken liegt, hat Hände und Beinchen frei, und es kann den Kopf drehen. Es kann also den unmittelbar umgebenden Raum um sich herum erfahren.

Legen Sie es erst dann auf den Bauch, wenn es sich selbst wieder zurück auf den Rücken drehen kann. Mit individu-ellen Schwankungen ist das meist mit vier bis sechs Monaten der Fall. Dann kann es selbst wählen, in welcher Lage es sich wohler fühlt. Vorher braucht es die Bauchlage nicht.

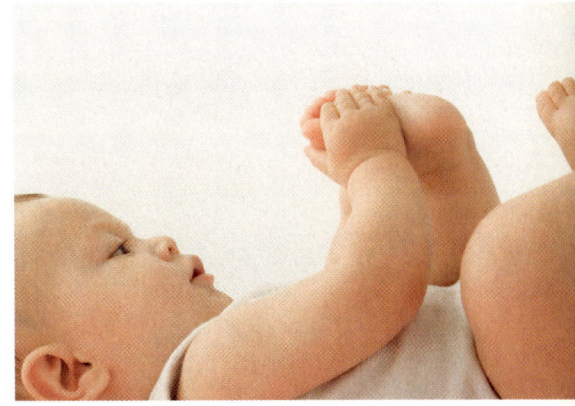

Das Spielgitter

Babys brauchen für ihre Orientierung einen abgesteckten, übersichtlichen Raum. Ein Gebiet, innerhalb dessen Grenzen sie sich sicher fühlen können, das ihnen gehört. Anfangs sind das die Wiege, der Stubenwagen, das Bettchen. Später, mit vier bis fünf Monaten, will und braucht das Kind mehr Bewegungsfreiheit. Aber nicht zu viel, sonst fühlt es sich einsam und verloren in all der Weite eines Zimmers, einer Wohnung, eines Hauses. Das ist der richtige Zeitpunkt für ein geräumiges Spielgitter.

Wenn das Spielgitter erst verhältnismäßig spät zum Einsatz kommt, zu einer Zeit, in der sich das Kind schon ungehindert in der Wohnung bewegen durfte, muss es zwangsläufig als einschränkend empfunden werden. Ein Baby, das schon darin liegt, sobald es anfängt, sich zu strecken und zu rollen, findet es völlig normal, auf diesen ein bis zwei Quadratmetern sein eigenes Reich zu haben. Es fühlt sich weder eingeengt noch eingesperrt.

Ein gutes Spielgitter ist aus Holz und hat eine Seitenlänge von mindestens 1,20 Meter. Der Boden sollte nur wenige Zentimeter über dem Fußboden liegen. Er schützt vor kalten Fußböden oder im Garten vor feuchter und kalter Erde. Er gibt nicht nach, so dass das Kind einen guten Widerpart hat, wenn es anfängt zu rollen oder zu robben. Boden und Gitterstäbe brauchen Sie nicht zu polstern. Legen Sie dem Kind eine Decke und ein oder zwei kleine Kissen hinein, zum Kuscheln und als weiches Spielzeug. Geraten Sie nicht in Panik, wenn es anfängt sich hochzuziehen, dabei umfällt und sich an den Stäben stößt. Es lernt dabei, vorsichtig zu sein und auf Störfaktoren in seiner Umgebung zu achten. Geben Sie ihm die Chance, dies zu lernen! Kein Spielgitter hat scharfe Kanten oder ist so hart, dass das Kind sich ernsthaft verletzen könnte.

Das Krabbeln

Wenn ein Kind anfängt zu krabbeln, wird ihm das Spielgitter schnell zu klein. Spätestens jetzt ist der Zeitpunkt gekommen, wo Sie Ihre Wohnung gründlich auf Babysicherheit hin über-

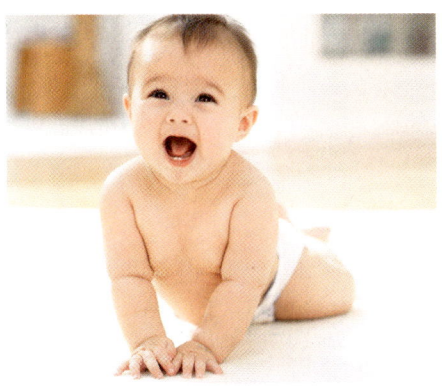

mer als die Gefahr, dass das Kind tatsächlich kopfüber „abstürzt", ist allerdings die Angst der Eltern. Sie überträgt sich sofort aufs Kind, es wird unsicher, verliert die Balance – die auch beim Krabbeln wichtig ist –, macht eine falsche Bewegung und rutscht womöglich tatsächlich ab und über die erste Stufe.

Es ist eine der wichtigsten und lohnenswertesten Geduldsproben, ein Krabbelkind das Treppensteigen und -rutschen eigenständig lernen zu lassen. Aufwärts geht das ganz einfach: Es krabbelt eben einfach die Treppen hinauf. Aber abwärts? Auch da dürfen Sie getrost Vertrauen in die Fähigkeiten Ihres Kindes haben: Es hat normalerweise ein sehr sicheres Gefühl für den „Abgrund", vorausgesetzt, es durfte sich bisher ungestört und weitgehend unbeeinflusst entwickeln. Es sieht und spürt, dass es an der Treppenstufe abwärts geht. Es wird von selbst innehalten und prüfen, wo der Untergrund weitergeht bzw. wie weit es ins Leere greift.

Ein Krabbelkind, das von oben an eine Treppe kommt – und nur das ist ja die eigentlich gefährliche Situation –, legt sich platt auf den Boden und greift mit der Hand auf die oberste Stufe. Dann rutscht es ein Stückchen vor und prüft, wie es danach weitergeht. Es fühlt, dass es nach der obersten Stufe wieder ins Leere greift.

prüfen müssen. Räumen Sie alles, was kaputtgehen kann oder was das Kind nicht anfassen sollte, außer Reichweite. Schränke mit Glas und Geschirr schließen Sie ab und legen den Schlüssel nach oben in ein Regal. Reservieren Sie einige Schubladen nur fürs Kind, die es öffnen und in denen es nach Herzenslust wühlen kann. Es lernt dann umso leichter, dass es auch andere Schubladen gibt, die tabu sind.

Lassen Sie Ihr Kind erst dann in die „große weite Welt" der restlichen Wohnung oder des Hauses, wenn es in einem Zimmer ohne Gefahren bereits gelernt hat, sich zu bewegen.

Treppen

Je sicherer ein Kind krabbelt, desto neugieriger wird es. Zwangsläufig steht es dann irgendwann an einer Treppe, und Mutter oder Vater stockt der Atem – herrje, gleich fällt es hinunter! Schlim-

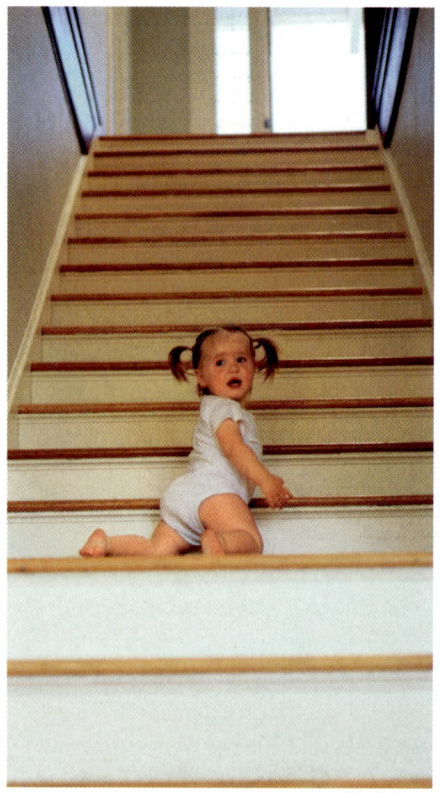

es zu Ihnen und missachtet die Gefahren der Treppe, denn Sie sind natürlich viel, viel wichtiger und anziehender. Sprechen Sie ruhig mit ihm, loben Sie es für seine Vorsicht und Umsicht, sagen Sie ihm, dass Sie ihm vertrauen.

Sobald das Kind merkt, dass es hier abwärts geht, gibt es zwei Möglichkeiten: Entweder wird das Ganze damit uninteressant, es zieht sich wieder zurück und krabbelt woanders hin und startet erst später einen erneuten Versuch. Oder es schiebt sich weiter vor an die Kante, merkt, dass das problematisch für die Balance ist, zieht sich zurück und dreht sich um, um das Ganze von dieser Seite zu erkunden. Ein Kind krabbelt tatsächlich von alleine rückwärts die Treppe hinunter, wenn man es nur lässt und nicht im Anfangsstadium daran hindert. Es merkt dabei rasch, dass es rückwärts viel leichter und vor allem gefahrlos, weil im Gleichgewicht, nach unten gelangt.

Das ist der Moment, wo Sie in Hab-Acht-Stellung gehen, aber nicht eingreifen sollten. Stellen Sie sich einige Stufen tiefer auf die Treppe und beobachten Sie Ihr Kind bei seinen Versuchen. Seien Sie bereit, es notfalls abzufangen, aber wirklich nur notfalls. Sie greifen ganz sicher schnell genug zu, wenn es abrutscht, so dass es sich allenfalls einen blauen Fleck holt, aber nicht die Treppe hinunterfällt. Bemühen Sie sich, nicht gar zu sehr Angst zu haben. Strecken Sie nicht die Hände nach ihm aus, sonst will

Stellen Sie sich die ersten Male ruhig noch daneben, vermitteln Sie dem Kind Sicherheit, loben Sie es für sein Können, aber helfen Sie ihm nicht. Die meisten Kinder bringen es auf diese Weise innerhalb weniger Tage zu einer wahren Treppenrutsch-Meisterschaft. Wenn sie zwischendurch stoppen wollen, ziehen sie ihren kleinen Körper nämlich einfach zusammen und bremsen mit den Händen ab.

Gefährliche Lauflernhilfen

Im „Baby-Walker" oder „Gehfrei" lernen Kinder angeblich schneller und leichter laufen. Sie sitzen dabei in einem Sack in einer Art fahrbarem Tischchen und strecken die Beine durch zwei Öffnungen im Sack zum Boden, den sie mit den Fußspitzen gerade erreichen. Allerdings werden sie dadurch trainiert, nur die Zehenspitzen zu benutzen, sie bekommen also kein Gefühl für den Stand auf voller Sohle und für das Gleichgewicht. Die ständige Spitzstellung der Füße führt zu einer Verkürzung der Achillessehne, was gleichfalls später das Gehen erschwert und zu falscher Fußstellung führt. Außerdem werden die Kinder in dem Gerät zu einer Zeit in der Senkrechten gehalten, in der sie das von sich aus weder tun würden noch tun könnten. Die Konsequenz ist eine Überbeanspruchung des Skeletts und der Muskeln mit entsprechenden Haltungsfehlern.
Mehr noch: Das Kind kann in diesem Gerät nicht gut steuern. Nicht selten passiert es, dass ein Kind in einem Baby-Walker eine Treppe hinunterstürzt – mit dem Risiko schwerster Schädel- und Gehirnverletzungen.

Stehen und Gehen

Kurz nachdem es angefangen hat zu krabbeln, beginnt so manches kleine Kind, sich an festen Gegenständen hochzuziehen und zu stehen. Es übt die Senkrechte. Das heißt aber noch lange nicht, dass es bald laufen wird. Es probiert einfach aus, was es mit seinem Körper alles machen kann. Sicher fühlt es sich aber nur auf dem Boden, auf allen Vieren.

Auch in dieser Phase ist es wichtig, dass Sie Ihr Kind gewähren lassen. Sorgen Sie lediglich dafür, dass es sich nicht ernsthaft verletzen kann.

Ansonsten darf es sich ruhig mal einen Knuff an der Tischkante oder am Stuhlbein holen. Es lernt dabei, dass diese Gegenstände hart sind und dass es sich in Acht nehmen muss. Lassen Sie es auch aufs Sofa klettern und versuchen, alleine wieder herunterzukommen. Es wird schnell feststellen, dass das nur rückwärts geht. Und wenn es tatsächlich mal runterfällt, weil es nicht aufgepasst hat, dann fällt es ja nicht tief. Es weint, aber mehr aus Schreck als aus Schmerz. In den meisten Wohnzimmern liegt sowieso Teppichboden oder ein Teppich. Und auch Parkettfußböden federn einen solchen Sturz gut ab. Nur bei Steinböden sollten Sie an gefährlichen Stellen für eine weichere Auflage sorgen.

Sie werden beobachten, dass das Kind sich an irgendetwas entlanghangelt, an der Sofa- oder Tischkante, an einem Stuhl, dass es einen auf dem Boden stehenden Gegenstand mit beiden Händen packt und ihn durchs Zimmer schiebt. Es

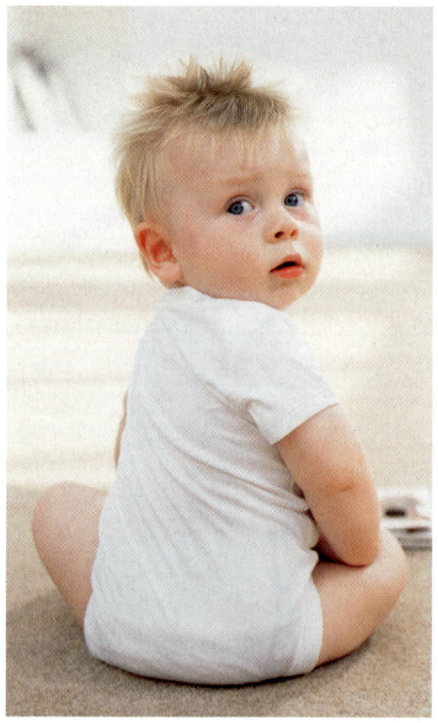

während es selbst im Erdgeschoss bleiben muss. Es lernt nicht, wenn es fällt, die Hände auszustrecken, um den Körper abzufangen, sondern es sucht Halt an Ihrer Hand, es greift also nach oben. Damit hindern Sie es daran, das richtige und gefahrlose Fallen zu lernen, wenn es stolpert oder die Balance verliert.

Lassen Sie ihm also die Zeit, so lange zu üben, bis es seinen „Haltegriff" – ob Stuhl oder Tischkante oder was auch immer – loslassen kann, bis es wirklich frei und ganz alleine geht. Sie handeln sich sonst zwangsläufig ein, dass Ihr Kind Sie immer wieder als Laufhilfe engagiert, und wahrscheinlich werden Sie diesen Service bald leid sein.

kann aber noch nicht loslassen. Es braucht den Halt, um nicht das Gleichgewicht zu verlieren.

Das ist der Zeitpunkt, an dem Sie nicht der Versuchung erliegen dürfen, Ihr Kind an den Händen zu fassen und mit ihm durch die Wohnung zu wandern, aus lauter Freude, dass es ja „laufen" kann. Es kann noch nicht richtig gehen, denn es tut das noch nicht alleine, ohne sich festzuhalten. Wenn Sie es führen, geht es zwangsläufig in schiefer Körperhaltung, denn Sie bewegen sich ja viel weiter oben, sozusagen im 1. Stock,

Spornen Sie Ihr Kind auch nicht an, seine Stütze zu früh loszulassen, indem Sie sich beispielsweise wenige Meter entfernt von ihm hinhocken, die Arme nach ihm ausstrecken und es zu sich locken. Natürlich will es zu Ihnen – Sie sind die stärkste Attraktion, die es kennt. Aber es kann eigentlich noch nicht ganz alleine zu Ihnen kommen. Es ist hin- und hergerissen zwischen seinem Körpergefühl, das ihm unmissverständlich sagt, „das kannst du noch nicht", und dem ebenso unmissverständlichen Zwang, zu Ihnen zu laufen. Das ist für das Kind eine ziemlich verzweifelte Lage. Sie verführen es zu einer Aktion, die es noch nicht beherrscht. Sie machen es damit unsicher, nicht selbst-

Braucht ein Baby Gymnastik?

Babys brauchen keine Gymnastik. Sie turnen den ganzen Tag. Niemand kann das besser als sie selbst. Sie üben ständig zu rollen, zu krabbeln, zu stehen, zu laufen. Und sie haben Freude daran. Sie tun es mit Inbrunst und Begeisterung. Was wollen Sie da noch extra mit ihnen turnen? Gymnastik kann für ein so kleines Kind nur bedeuten, dass jemand mit ihm Bewegungen vollführt, die es selbst weder kann noch will. Sie stört es in seinem ganz individuellen Bewegungsspiel. Baby-Gymnastik dient eher der Beruhigung der Mütter als der Bewegungsentwicklung der Babys. Sie brauchen niemand, der ihnen zeigt, wie sie sich bewegen sollen. Sie wissen es selbst am allerbesten. Wenn man ihnen nur die Zeit und die Ruhe dafür lässt.

sicher. Und Sie tun das im Grunde weniger, um dem Baby einen Gefallen zu tun, sondern weil es so schön ist, wenn das Kind so aufgeregt und freudig in Ihre Arme stürzt. Aber Sie verhindern damit, dass es in Ruhe das ruhige, sichere Voreinandersetzen der Füße, lernt.

Jedes Kind hat seinen eigenen inneren Entwicklungs-Rhythmus. Lassen Sie ihm die Zeit, darauf zu hören. Zwingen Sie ihm nicht Ihre Vorstellungen auf. Werden Sie nicht ungeduldig, wenn Ihr Kind monatelang wie ein Plumpsack auf der

Erde liegt und durch nichts in der Welt aus dieser bequemen Haltung zu locken ist. Es hat seine Gründe dafür. Es braucht eben seine Zeit, um reif zu sein für größere Taten. Es gibt keine feste Regel, wann ein Kind zu sitzen, zu stehen oder zu gehen hat. Bisher hat es noch jedes Kind gelernt – früher oder später.

Tragetuch oder -sack

Tragetücher und -säcke sind in den letzten Jahren sehr modern geworden. Viele Mütter und Väter tragen ihr Kind vor allem in den ersten Lebensmonaten häufig am Körper, sie gehen mit ihm im Tuch spazieren, zum Einkaufen, auf Reisen. Das Kind fühlt sich darin wohl und geborgen. Es spürt den Körper von Mutter oder Vater, es liegt oder sitzt sicher und warm. Es wird beim Gehen sanft geschaukelt und schläft oft dabei ein. Aber zwingen Sie es nicht ins Tuch oder ins Säckchen, wenn es das nicht will. Und achten Sie darauf, dass es richtig darin liegt oder sitzt.

Für kleine Babys nicht geeignet sind die „Easy rider", in denen die Füßchen des Kindes nach unten heraushängen. In dieser Haltung wird die Wirbelsäule überstreckt. Es ist wichtig, dass die Füßchen innerhalb des Tragesacks abgestützt sind. Wenn Sie das Kind vor dem Bauch tragen, sitzt es dabei außerdem in einer für die Hüften guten Spreizhaltung.

Wenn Ihr Kind anfängt zu krabbeln, sollten Sie es nicht mehr so viel tragen. Es braucht nun selbst mehr Bewegungsspielraum. Gönnen Sie dem Kind die wenigen Monate, in denen es sich ohne Risiko für Leib und Leben innerhalb der Wohnung ungestört bewegen kann. So frei wird es später nie wieder krabbeln oder laufen können. Es wird ständig durch vielerlei Gefahren gebremst werden. Es in diesen wenigen Monaten ständig oder häufig zu tragen, weil die Urvölker das so getan haben, entspricht nicht den heutigen Gegebenheiten und den Bedürfnissen des Kindes.

Kinderwagen und Buggy

Kinderwagen sind oft schwerfällig und unhandlich, selbst die modernen Modelle zum Zusammenklappen passen nur schwer in den Kofferraum eines PKW. Auf Reisen oder beim Ausflug ins Grüne ist dann kaum noch Platz für anderes Gepäck. Viele Eltern kaufen deshalb schon recht früh einen Buggy, der sich auf Kleinstmaße zusammenfalten lässt und wenig Gewicht hat.

Für die Erwachsenen sind diese Karren praktisch, für Babys haben sie nur Nachteile. In einem Buggy hängt ein kleines

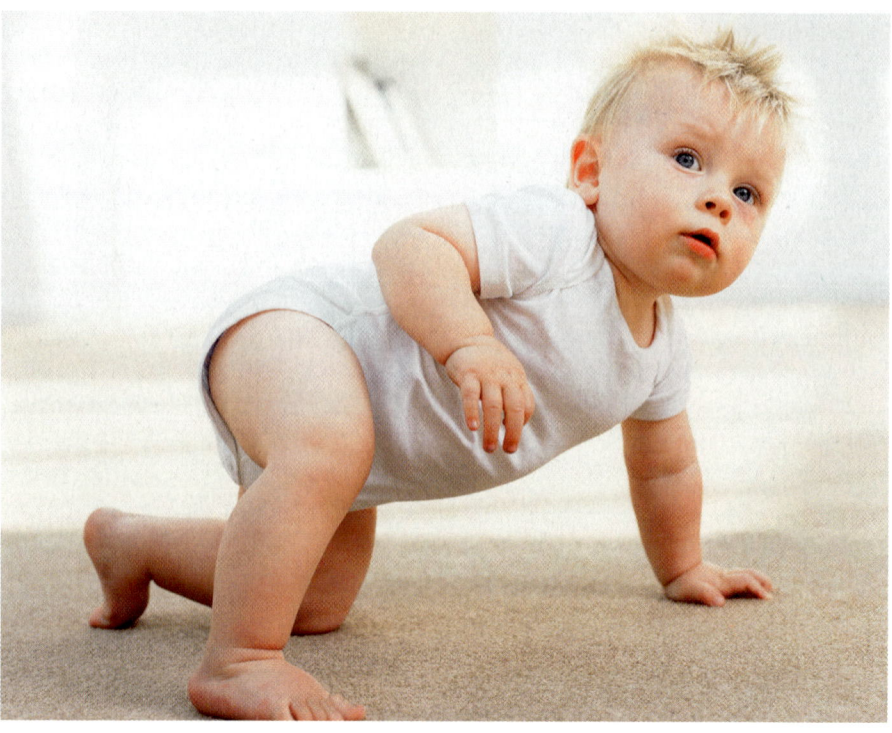

Kind, das noch nicht sitzen kann, wie ein nasser Sack in dem weichen, nachgiebigen Bezug, der es nicht stützt und auch nicht schützt. Es sieht nicht – wie im Kinderwagen – die Person an, die den Wagen schiebt und die ihm vertraut ist, sondern es guckt nach vorne, in Fahrtrichtung. Alle Eindrücke stürmen ungefiltert und ungebremst auf das Kind ein. Davon abgesehen sitzt es genau in Höhe der Auspuffrohre der Autos.

Kinder unter einem Jahr gehören nicht in einen Buggy. Solange das Baby noch nicht frei sitzen kann, sind Kinderwagen, Tragetuch oder -sack die richtigen Beförderungsmittel. Der Kinderwagen sollte ein geschlossenes Verdeck haben, das das Baby vor zu viel Geräuschen und Außenreizen schützt. Es will ja oft während des Spaziergangs schlafen, dafür braucht es frische Luft und Ruhe. Hängen Sie im Kinderwagen keine Klapper oder anderes Spielzeug über den Kopf des Kindes. Es erlebt auch so genug. Und wenn es mit etwas spielen will, hat es immer noch seine Händchen.

Erst wenn ein Kind laufen kann, können Sie es getrost auch in einen Buggy setzen. Es kann ihn dann selbst ein Stück weit schieben, es kennt die Straßen in der Nachbarschaft, es kann sich schon selbstverständlich und sicher im Freien bewegen. Dann kann es auch eine so offene und ungeschützte Karre besser ertragen. Es benutzt sie meist nur noch zum Ausruhen, wenn die kleinen Füße es nicht mehr tragen wollen. Wählen Sie ein Modell, bei dem sich die Rückenstütze abklappen lässt, so dass Sie das Kind, wenn es im Buggy einschläft, flach hinlegen können. Das ist bequemer und entlastet die Wirbelsäule.

Ein Wort zum Abschluss

Wir haben in diesem Buch einen Überblick über die wichtigsten Fragen zur gesunden Entwicklung eines Kindes gegeben – er erhebt keinen Anspruch auf Vollständigkeit. Manches, z. B. den Einfluss von modernen Medien – Radio, Fernsehen, Computer –, haben wir nicht besprochen. Dazu gibt es ausführliche Bücher kompetenter Autoren. Wir wünschen uns, dass Sie mit diesem Ratgeber Ihr Kind durch eine fröhliche und glückliche Kindheit begleiten können. Neben allen Tipps und Hinweisen ist es allerdings am wichtigsten, dass Sie auf sich selbst und Ihre innere Stimme hören – wenn Sie authentisch und glaubwürdig sind, geben Sie das beste Vorbild für Ihr Kind ab. Dieses Selbstvertrauen zu stärken, ist uns ein wichtiges Anliegen.

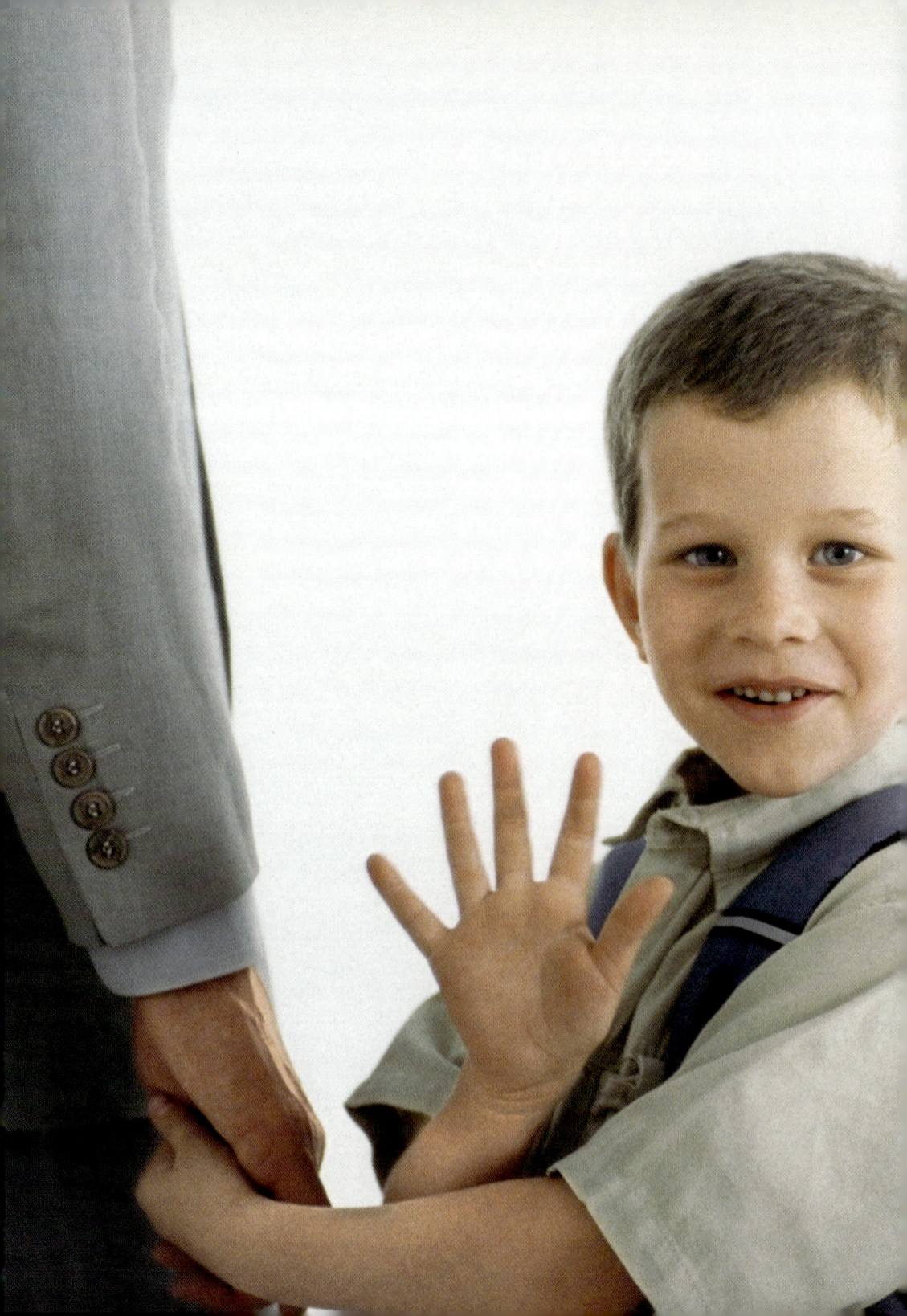

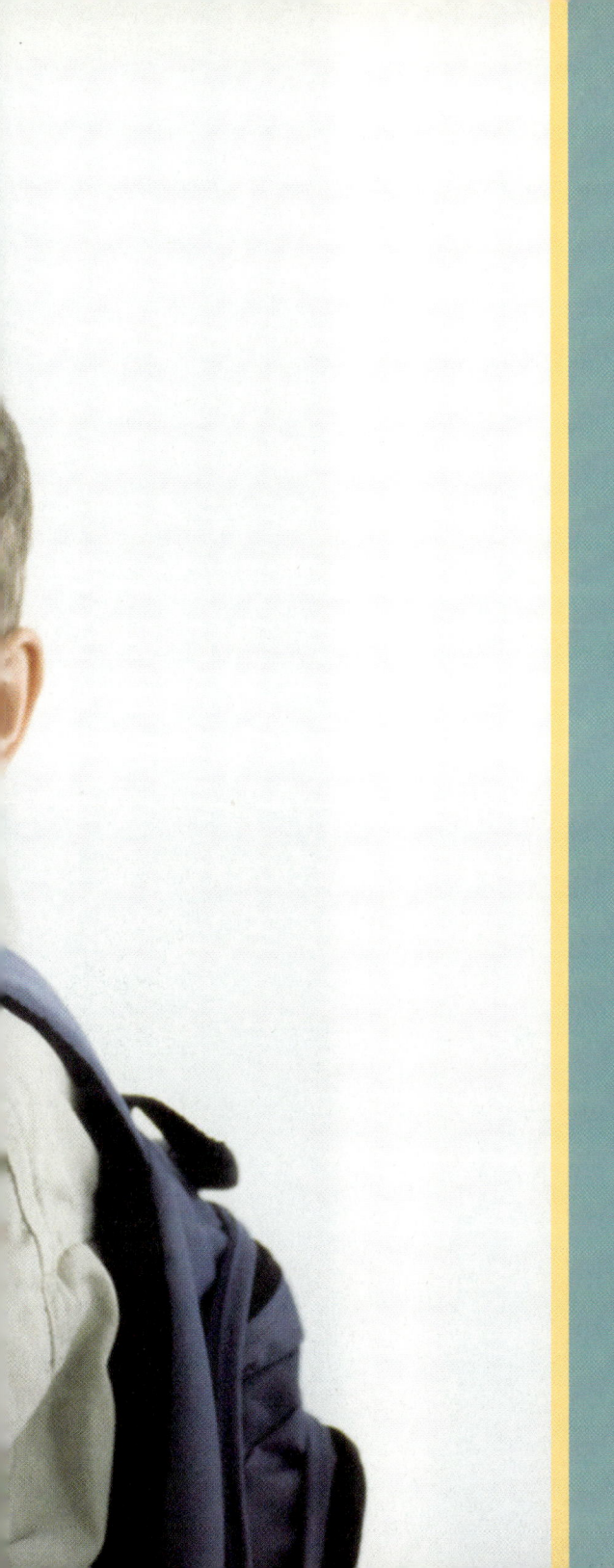

Anhang

Literatur

Goebel, Wolfgang, und Glöckler, Michaela: Kindersprechstunde.
Ein medizinisch-pädagogischer Ratgeber.
Verlag Freies Geistesleben, 2006

Goebel, Wolfgang: Schutzimpfungen selbst verantwortet. Verlag Freies Geistesleben, 2002

Kühne, Petra: Säuglingsernährung, Michaels Vertrieb, 2004

Lange, Petra: Hausmittel für Kinder. Naturgemäß vorbeugen und heilen. Rowohlt Taschenbuch, 2005

Laue, Birgit, und Salomon, Angelika: Kinder natürlich heilen, Rowohlt Verlag (Reihe „mit Kindern leben"), 2003

Pikler, Emmi: „Lasst mir Zeit."
Pflaum Verlag, 2001

Pikler, Emmi: „Friedliche Babys, zufriedene Mütter. Pädagogische Ratschläge einer Kinderärztin." Herder Verlag, 2000

Renzenbrink, Udo: Ernährung unserer Kinder, Verlag Freies Geistesleben, 2004

Tautz, Christoph: Kinderkrankheiten – Krankheiten im Kindesalter?
Mayer Verlag, Stuttgart, 1999

Thüler, Maya: Wohltuende Wickel, Thüler Verlag, Worb, 2003

Adressen

Arzneimittel

Wala Heilmittel GmbH
Boßlerweg 2
73087 Bad Boll/Eckwälden
Telefon 0 71 64-9 30-0
www.wala.de

Weleda AG
Möhlerstraße 3–5
73525 Schwäbisch Gmünd
Telefon 0 71 71-9 19–0
www.weleda.de

Wickelutensilien

Constanze Wittmann
Schauenburgstraße 4
79639 Grenzach-Wyhlen
Telefon 07 62-4 98 09 21
www.wickelgeistlein.de

Biologische Bienenwachsauflagen

Wachswerk
Dirk-Hinrich Otto
Schmachtenbergstraße 174
45219 Essen-Kettwig
Telefon 0 20 54-12 47 26
www.wachswerk.de

Öldispersionsbäder

Jungebad KG
Heckenweg 30
73087 Bad Boll
Telefon 0 71 64-1 44 61
www.jungebad.com

Stillberatung

Ausbildungszentrum für Laktation und
Stillen
Kantor-Rose-Straße 9
31868 Ottenstein
Telefon 0 52 86-12 92
www.stillen.de

La Leche Liga Deutschland e. V.
Dannenkamp 25
32479 Hille
Telefon 05 71-4 89 46
www.lalecheliga.de

Heileurythmisten

Berufsverband Heileurythmie e. V.,
Roggenstraße 82
70794 Filderstadt
Telefon 07 11-77 99-7 23
Fax 07 11/7 79 97 12
www.berufsverband-
heileurythmie.de

Anthroposophische Ärzte

Gesellschaft Anthroposophischer Ärzte
in Deutschland e. V., (GAÄD)
Roggentalstr. 82
70794 Filderstadt
Telefon 07 11-7 77 80 00
www.anthroposophische-aerzte.de

Register

Präparate-Namen sind *kursiv* gesetzt.

Liebe Leserin, lieber Leser,
hat Ihnen dieses Buch weitergeholfen? Für Anregungen, Kritik, aber auch für Lob sind wir offen. So können wir in Zukunft noch besser auf Ihre Wünsche eingehen. Schreiben Sie uns, denn Ihre Meinung zählt!

Ihr Haug Verlag

E-Mail Leserservice: heike.bacher@medizinverlage.de

Adresse:
Lektorat Haug Verlag, Postfach 30 05 04,
70445 Stuttgart
Fax: 0711–8931–748

Bibliografische Information der Deutschen Nationalbibliothek
Die Deutsche Nationalbibliothek verzeichnet diese Publikation in der Deutschen Nationalbibliografie; detaillierte bibliografische Daten sind im Internet über http://dnb.d-nb.de abrufbar.

Programmplanung: Dr. Elvira Weißmann-Orzlowski

Redaktion: Otmar Fischer
Bildredaktion: Christoph Frick

Umschlaggestaltung und Layout: Cyclus,
Visuelle Kommunikation, 70186 Stuttgart

Bildnachweis:
Umschlagfoto: Mauritius
Fotos im Innenteil: ccvision: S. 17, 79, 83; Foto Clip Collection: S. 87; Image State: S. 69, 98, 109, 112, 114; Jungebad KG: S. 31; Klosterfrau: S. 30, 52 unten; Mauritius: S. 3; Photo Alto: S. 4, 5, 8, 9, 10/11, 15, 18/19, 21, 24 unten, 32/33, 34, 37, 38, 39, 54, 55, 59, 65, 67, 70, 74, 76, 91, 94/95, 96, 103, 104, 107, 108, 116/117; Photo Disc: S. 30, 50, 52 oben, 85, 106, 110; Rubberball: S. 12, 45; Heidi Velten: S. 13, 24 oben, 28, 29, 56; Fridhelm Volk: S. 23; Wala: S. 51, 57, 62, 81, 88

Die abgebildeten Personen haben in keiner Weise etwas mit der Krankheit zu tun.

© 2007 Karl F. Haug Verlag in
MVS Medizinverlage Stuttgart GmbH & Co. KG
Oswald-Hesse-Straße 50, 70469 Stuttgart

Printed in Germany

Satz: F3media, 71093 Weil im Schönbuch
gesetzt in InDesign CS 2 auf MAC OS X
Druck: Westermann Druck Zwickau GmbH, 08058 Zwickau

Gedruckt auf chlorfrei gebleichtem Papier

ISBN 978-3-8304-2249-5   1 2 3 4 5 6

Notizen

Notizen

Mit TRIAS werden die ersten Jahre kinderleicht

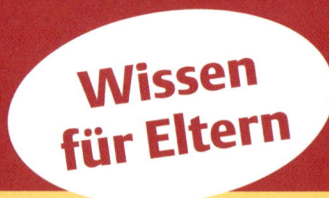
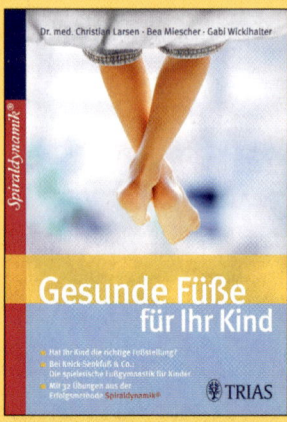
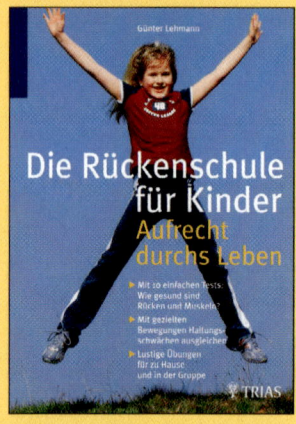
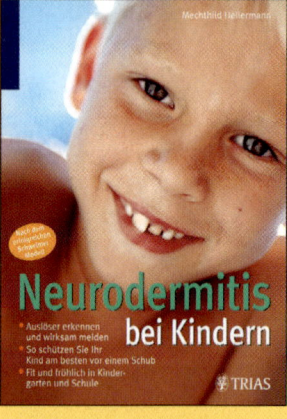
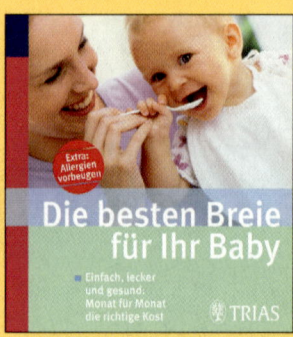
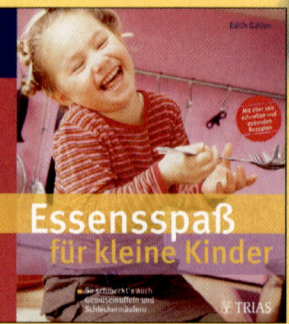
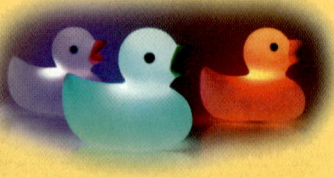
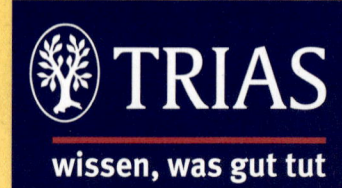